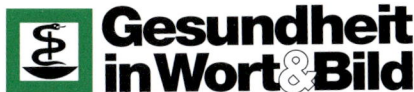

Gesundheit in Wort & Bild

Die Ratgeber der Reihe »Gesundheit in Wort & Bild« erklären in leicht verständlicher Form häufige Krankheiten und gesundheitliche Störungen. Jeder Band enthält wertvolle Anregungen, Tips und Hinweise zur gesunden Lebensführung und ein umfangreiches Bildmaterial, das Abläufe und Zusammenhänge beim Krankheitsgeschehen verdeutlicht. Außerdem erfahren Betroffene, welche Möglichkeiten zur Vorbeugung und Selbsthilfe ihnen zur Verfügung stehen. Eine Übersicht über die bisher erschienenen Ratgeber dieser Reihe finden Sie auf den letzten Seiten dieses Bandes.

Wichtiger Hinweis

Die medizinische Wissenschaft entwickelt sich ständig weiter. Forschung und klinische Erfahrungen führen zu neuen Erkenntnissen, insbesondere bei der Behandlung mit Medikamenten. Soweit in diesem Buch deren Anwendung und Dosierung erwähnt wird, entsprechen diese Angaben dem Wissensstand bei Drucklegung dieses Werkes. Wir weisen aber darauf hin, daß eine Haftung für die Richtigkeit nicht übernommen werden kann. Wir bitten daher alle Leser, die Beipackzettel der verwendeten Medikamente genau zu studieren, ob die dort gegebenen Empfehlungen für die Dosierung, die Warnhinweise und Kontraindikationen eventuell gegenüber den Angaben in diesem Buch abweichen. Fragen Sie im Zweifelsfall immer Ihren Arzt oder Ihren Apotheker.

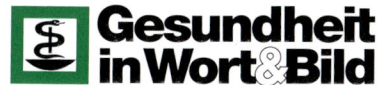

Heilkräuter-Abc

Wirkung und Anwendung der wichtigsten Heilpflanzen

von Prof. Dr. Herbert Reisigl
und Apotheker Paul Vergörer

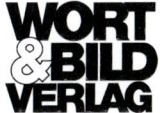

WORT & BILD VERLAG

Die Ratgeber-Reihe »Gesundheit in Wort & Bild«
wurde entwickelt in Zusammenarbeit mit:
TR-Verlagsunion, München,
Deutsches Grünes Kreuz, Marburg,
Bundesvereinigung für Gesundheit (BfGe), Bonn,
Deutsche Zentrale für Volksgesundheitspflege, Frankfurt.

ISBN 3-927216-26-7
1. Auflage 1993
© Wort & Bild Verlag Konradshöhe GmbH & Co, Baierbrunn

Lektorat: Elke Schurr
Druck: Gerber + Bruckmann

Gedruckt auf chlorfrei gebleichtem Papier

149 Heilpflanzen-Teemischungen

175 Register der Anwendungsgebiete

187 Stichwortverzeichnis

*O*bwohl es eine große Zahl zum Teil sehr ausführlicher und umfangreicher Heilpflanzenbücher gibt, werden teilweise noch immer die alten, längst überholten Anwendungen wiederholt, die wissenschaftlichen Überprüfungen nicht standhalten können. Das muß – wie R. F. Weiß zu Recht schreibt – »bei den Lesern Vorstellungen und Wünsche erwecken, die nicht erfüllt werden können«. Es gibt eben keine Wunderpflanze gegen Krebs und viele andere, bis heute nicht heilbare Krankheiten! Wohl aber kann die richtig gewählte Heilpflanze bei vielen Krankheiten Linderung schaffen oder die medizinische Therapie des Arztes sinnvoll unterstützen.

Daher schien es uns nützlich, diesen Heilkräuterratgeber zusammenzustellen. Da viele Pflanzen ähnliche Inhaltsstoffe mit annähernd gleichen Wirkungen besitzen, mußten wir eine wohlüberlegte Auswahl von altbewährten, überwiegend einheimischen Heilpflanzen treffen, die eigentlich in keinem Haus fehlen sollten und als Teedroge in jeder Apotheke erhältlich sind. Diese 60 Heilpflanzen sind im Kapitel »Heilpflanzen-Lexikon« ausführlicher dargestellt. Im Kapitel »Heilpflanzen-Teemischungen« sind fast nur die im Heilpflanzen-Lexikon beschriebenen Pflanzen verwendet worden. Einige wenige weitere, wie Hagebutte, Hibiskus, Brombeere oder Orangenblüte, dienen zur Abrundung oder zur Geschmacksverbesserung.

Die Forschung gewinnt auch über vermeintlich gut bekannte Pflanzen, ihre Inhaltsstoffe, ihre Wirkungen und vor allem Nebenwirkungen immer wieder neue Erkenntnisse, die sich in den entsprechenden Vorschriften (Monographien der Kommission E beim Bundesgesundheitsamt) niederschlagen. Diese wurden selbstverständlich überprüft, so daß manche altbekannte Heilpflanze wegen möglicher bedenklicher Nebenwirkungen ausgeschieden werden mußte.

Der Ratgeber ist also auf den praktischen Gebrauch zugeschnitten. Er soll eine schnelle Information ermöglichen, wie man leichtere Erkrankungen mit den Heilkräften der Pflanzen selbst kurieren kann. Immer aber muß oberstes Gebot bleiben, daß der Arzt das erste und letzte Wort hat. Wer aus grundsätzlichen Erwägungen die Heilstoffe der Pflanzen den synthetisch-chemischen Produkten vorzieht, wird auch einen Arzt finden, der mit der Pflanzenmedizin (Phytotherapie) arbeitet.

Möge dieser Ratgeber dazu beitragen, daß noch mehr Menschen als bisher bewußt wird, welch großartige Hilfe uns die Natur in der Heilkraft der Pflanzen geschenkt hat.

Herbert Reisigl
Paul Vergörer

Geschichtliches

Die Kenntnis und Anwendung von Heilpflanzen ist wohl so alt wie die Menschheit selbst. Dabei nutzen wir im wesentlichen nur den Erfahrungsschatz der westlichen Welt und ihrer Pflanzen; das große Wissen der asiatischen Pflanzenkunde und die Heilkräutertradition der Indios im amerikanischen Regenwald sind bei uns noch weitgehend unbekannt.

Vor fast 2000 Jahren hatten der griechische Arzt Dioscurides und der römische Staatsmann und Schriftsteller Plinius – voneinander unabhängig, aber mit fast gleichem Ergebnis – das ärztliche und botanische Wissen des Altertums gesammelt und niedergeschrieben. Mit Unterstützung Karls des Großen legten Benediktinermönche schon im 8. und 9. Jahrhundert Kräutergärten an und erprobten die Heilkräfte der Pflanzen; um das Jahr 1000 veröffentlichte dann der maurische Arzt Avicenna ein berühmtes medizinisches Lehrbuch.

So war also schon im frühen Mittelalter ein reiches Wissen über Krankheiten und deren Heilungsmöglichkeiten mit Pflanzen angesammelt, das sich im 12. Jahrhundert in der Schrift der heiligen Äbtissin Hildegard von Bingen widerspiegelt, das derzeit als »Hildegard-Medizin« wieder großes Interesse findet. Das Werk des Dioscurides, in dem u. a. etwa 800 Heilpflanzen und ihre Wirkungen beschrieben sind, blieb dann auch 15 Jahrhunderte lang die Bibel aller Ärzte und Naturforscher und nach der Erfindung des Buchdrucks die wichtigste Quelle für die Verfasser der großen Kräuterbücher des 15. und 16. Jahrhunderts. Paracelsus, Hieronymus Bock (1539), Leonhard Fuchs (1542) und Pier Andrea Matthioli (1554), dessen Buch ein echter Bestseller wurde, seien hier genannt.

Einige dieser schön illustrierten Werke sind inzwischen durch Faksimiledrucke wieder zugänglich geworden. Freilich war das Mittelalter auch von finsterem Aberglauben überschattet: Kenntnisse über Pflanzendrogen und ihre Wirkungen brachten viele Menschen als Hexer auf den

Scheiterhaufen. Herausragende Persönlichkeiten der neuzeitlichen Kräuterkunde waren Pfarrer Sebastian Kneipp, der neben der Teeanwendung vor allem mit Pflanzensäften arbeitete, und der Schweizer Kräuterpfarrer Johannes Künzle. Dann kam der große Aufschwung der pharmazeutischen Chemie: Naturprodukte traten in den Hintergrund gegenüber isolierten reinen Wirkstoffen, die bald zu einem erheblichen Teil synthetisch hergestellt werden konnten. Inzwischen schwingt das Pendel wieder in die andere Richtung. Es hat sich nämlich gezeigt, daß die Wirkung vieler Reinsubstanzen keineswegs besser ist als der sogenannte »Gesamtauszug« aus der Heilpflanze mit seiner Vielzahl einander unterstützender Wirkstoffe. So haben heute wieder Pflanzendrogen in vielfältiger Anwendungsform (Tee, Fertigpräparate als Gesamtauszug pflanzlicher Inhaltsstoffe, Tinkturen, Säfte, Kapseln) ihren festen Platz im Sortiment der Apotheke.

Einige wichtige Hinweise vorweg

Wir haben aus mehreren Gründen darauf verzichtet, Hinweise zum Selbstsammeln und Aufbereiten von Heilkräutern zu geben; wir empfehlen, die Teedrogen in der Apotheke zu kaufen. Viele Heilpflanzen sind bei uns bereits so selten, daß sie unter Schutz stehen. Der richtige Erntezeitpunkt und die richtige Trocknung setzen ein überdurchschnittliches Fachwissen voraus. Der Wirkstoffgehalt einer wild gesammelten Pflanze ist, abhängig von ihrem Standort, großen Schwankungen unterworfen und daher unsicher. Die meisten Heilpflanzen werden also heute nicht mehr als Wildpflanzen in der Natur gesammelt, sondern auf Feldern angebaut. Längst unterliegen auch Heilpflanzentees strengen Vorschriften in bezug auf Herkunft, Reinheit und vor allem auf einen gleichbleibenden kontrollierten Wirkstoffgehalt, so daß der Kunde immer die Gewähr hat, ein einwandfreies und wirkungsvolles Produkt zu erhalten.

Die richtige und auch wirkungsvolle Anwendung unserer Heilpflanzen wird bei der jeweiligen Pflanze im Lexikonteil und im Kapitel »Die verschiedenen Zubereitungsformen« beschrieben. Neben der »innerlichen« Anwendung als Tee, wobei die Zubereitungsform – je nach Inhaltsstoffen – genau angegeben und zu beachten ist (Kaltauszug, Aufguß, Abkochung), ist auch eine »äußerliche« Verwendung für die Wundbehandlung oder für lauwarme Waschungen, feuchte Umschläge, Voll- und Dampfbäder, Inhalationen, Spülungen und zum Gurgeln empfehlenswert. Viele Heilpflanzen sind zugleich hervorragende und bekömmliche Gewürze. Viele Speisen schmecken besser, wenn sie weniger stark gesalzen, dafür aber richtig gewürzt werden (Kümmel, Fenchel, Koriander, Rosmarin, Salbei, Melisse, Senf und viele andere).

Mehrere Register sollen den Zugang zur gewünschten Information erleichtern: ein Register der Anwendungsgebiete, eine Übersicht über die wichtigsten, immer wieder genannten Inhaltsstoffe und schließlich das Heilpflanzenlexikon, das die 60 Heilpflanzen in alphabetischer Reihenfolge vorstellt. Neben den rein medizinischen Hinweisen erhält hier der botanisch interessierte Leser auch weitergehende Informationen über Gestalt und Verbreitung dieser Heilpflanzen.

Die durch Hektik und Streß geprägte Lebensweise unserer heutigen Gesellschaft birgt in sich bereits die Quelle vieler Krankheiten. Die Fülle von Medikamenten, die die Schulmedizin für jedes Leiden bereithält, verführt nur allzuoft dazu, leichte Alltagserkrankungen mit zu starken Medikamenten zu bekämpfen. Wir sollten vielleicht einmal darüber nachdenken, ob es sinnvoll ist, jede leichte Erkältung mit fiebersenkenden Medikamenten zu behandeln, oder ob vielleicht eine Teemischung bessere Dienste leistet. Die etwas aufwendige Zubereitung und das schluckweise Trinken in kleinen Portionen über den Tag verteilt haben darüber hinaus den positiven psychischen Effekt einer zeremoniellen Handlung, wobei durch den wiederholten Heilreiz der Selbstheilungsprozeß eingeleitet wird. So sehen wir als wichtigstes Einsatzgebiet der Heilpflanzentees die Vorbeugung gegen und die Unterstützung bei der Heilung leichter Erkrankungen. Unter diesem Gesichtspunkt kann die Anwendung von Heilpflanzen auch und gerade in unserer so fortschrittlichen, hochtechnisierten Welt nicht genug empfohlen werden.

Inhaltsstoffe der Heilpflanzen und ihre Wirkungen

Pflanzen – biochemische »Fabriken«

W ir wollen den Benutzer dieses Ratgebers nicht unnötig mit chemischen Namen oder gar Formeln belasten, aber eine kurze Übersicht über die wichtigsten Gruppen von Inhaltsstoffen und ihre spezifischen (Heil-)Wirkungen auf den menschlichen Organismus scheint uns auch deshalb nützlich, weil diese Begriffe im »Heilpflanzen-Lexikon« verwendet werden.

Pflanzen sind die erfindungsreichsten biochemischen »Fabriken«, die es gibt. Im Verlauf ihres Stoffwechsels (Aufbau, Betrieb und Abbau der lebenden Körpersubstanz) werden unübersehbar viele chemische Verbindungen gebildet, teils als kurzlebige Zwischenprodukte, teils als stabile Endprodukte, als Energiespeicher oder nicht mehr benötigter »Abfall«. Die meisten dieser Pflanzenstoffe sind in irgendeiner Weise auf den menschlichen Organismus wirksam. Entweder wirken sie direkt als Heil- oder Giftstoffe oder indirekt, indem sie die Aufnahme anderer Wirkstoffe beschleunigen oder bremsen, die Wirkung steigern oder abschwächen.

Seit alters her werden getrocknete Heilpflanzen in der Apotheke als **»Drogen«** bezeichnet; nur ein sehr geringer Teil davon enthält auch Suchtgifte, für die sich der Begriff »Droge« heute in der Öffentlichkeit eingebürgert hat. Zwar steht meist ein Hauptwirkstoff im Vordergrund, der den Einsatz einer Heilpflanze für eine bestimmte Krankheit rechtfertigt; da jede Pflanze aber eine Vielzahl von Stoffen enthält, wirkt nie ein Inhaltsstoff allein, sondern erst die Gesamtheit aller Stoffe erzeugt die Heilwirkung. Die chemische Industrie hat schon früh reine Wirkstoffe aus Heilpflanzen isoliert und teilweise auch synthetisch hergestellt, aber diese erwiesen sich häufig dem Komplex »Gesamtauszug«, wie er etwa beim Heilpflanzentee entsteht, unterlegen. Durch die Kombination mehrerer Heilkräuter mit verschiedenen Inhaltsstoffen kann die Heilwirkung noch verstärkt werden (siehe auch Kapitel »Heilpflanzen-Teemischungen«). Aus dieser Erkenntnis heraus ist die vermehrte Nutzung unserer Heilkräuter nicht nur eine Modeerscheinung, sondern wissenschaftlich gerechtfertigt. Wichtig in diesem Zusammenhang ist allerdings zu wissen, daß die Wirkstoffe nicht gleichmäßig in allen Teilen der Pflanze enthalten sind (z. B. essen wir die Kartoffelknolle, die Frucht aber ist giftig!), sondern meist in bestimmten Organen konzentriert vorkommen (Blätter, Blüten, Früchte, unterirdische Speicherorgane). Außerdem unterliegt der Wirkstoffgehalt starken Schwankungen, die je nach Jahreszeit, Boden und Nährstoffgehalt, Art der Ernte und Aufbereitung entstehen. Hier tun wir gut daran, uns auf die Apotheke zu verlassen. Die dort verkauften Heilkräutertees unterliegen strengen Prüfungen, die gleichmäßige Qualität und damit verläßliche Wirkungen gewährleisten.

Ätherische Öle
Chemische Grundbausteine dieser flüchtigen, charakteristisch duftenden Stoffe (bisher sind über 1500 isoliert worden) sind die sogenannten Terpene. In bestimmten Pflanzenfamilien (Lorbeergewächse, Pfeffergewächse, Myrtengewächse, Doldenblütler, Lippenblütler, Rautengewächse, Korbblütler) kommen meist komplexe Gemische von ätherischen Ölen – oft in eigenen Öldrüsen oder Drüsenhaaren – vor. Häufig verbinden sich Terpene mit Zucker, so daß ein »Glykosid« entsteht. Ätherische Öle wirken sowohl äußerlich durch Hautreizung und Entzündungshemmung bei Blutergüssen, Zerrungen, Quetschungen, Wunden, Furunkeln und Venenentzündungen als auch innerlich durch die Anregung der Verdauungs- und Gallensaftsekretion. Sie wirken krampflösend und antiseptisch, entwässernd und schleimlösend.
Beispiele: Fenchel, Kümmel, Pfefferminze, Melisse, Lavendel, Thymian, Salbei, Holunder, Hauhechel, Linde, Baldrian, Arnika etc.
Ätherische Öle sind trotz ihrer hervorragenden Heilwirkung doch mit Vorsicht anzuwenden. Sie können in zu hoher Dosierung und bei Dauergebrauch schwere Schäden an Niere, Leber und am Zentralnervensystem verursachen. Besonders bei Kleinkindern sollten ätherische Öle nur sehr zurückhaltend angewendet werden.

Alkaloide
Das sind stickstoffhaltige Verbindungen mit starker (Gift-)Wirkung auf den menschlichen Organismus. Man könnte sie sozusagen als »Heil-

16

gifte« bezeichnen. In der Pflanze liegen sie meist als wasserlösliche Salze organischer Säuren vor. Pflanzen, die Alkaloide als Hauptwirkstoff enthalten, sind im allgemeinen für eine Teezubereitung nicht geeignet, sie werden jedoch als Fertigpräparate im Handel angeboten und können nur so verwendet werden.

Wichtige Alkaloide sind z. B. in der Tollkirsche (Atropin), im Mohn (Morphin) oder in der Herbstzeitlose (Colchicin) enthalten.

Es gibt aber eine Reihe von Pflanzen, die Alkaloide in *geringeren Mengen* als Wirkstoffe enthalten, so daß eine Anwendung als Teedroge in der üblichen Dosierung möglich ist, ohne daß Nebenwirkungen zu befürchten sind (z. B. Bittersüß, Erdrauch, Passionsblume).

Anthrachinone

Anthrachinone gehören zur großen Gruppe der Phenole. Sie sind bei Pilzen, Flechten und Blütenpflanzen weitverbreitete Inhaltsstoffe. Ihre Hauptwirkung ist die eines kräftigen Abführmittels. Sie werden bei akuten Verstopfungen wirksam eingesetzt (Verflüssigung des Darminhalts und Anregung der Darmtätigkeit). Die Anwendung über längere Zeit ist nicht ratsam, da es zu starken Mineralverlusten kommt. Anthrachinondrogen dürfen auch nicht bei Nierenleiden, während der Menstruation oder einer Schwangerschaft genommen werden (Anregung der Gebärmuttermuskulatur).

Beispiel: Faulbaumrinde, Sennesblätter.

Bitterstoffe

Charakteristisch für Bitterstoffe ist der bittere Geschmack, wobei kein direkter Zusammenhang zwischen chemischer Struktur und Bitterkeit besteht. Die Wirkung der Droge beruht vor allem auf der Steigerung der Magensaftausschüttung, was bei Appetitlosigkeit und bei Verdauungsbeschwerden hilfreich ist. Blutarmut, Nervosität, Schwächezustände werden positiv beeinflußt. Bitterstoff-Pflanzen werden in der Heilpflanzenkunde Amara genannt.

Man unterscheidet nun die folgenden 3 Amara:

Amara aromatica heißen Drogen mit der Kombination von Bitterstoffen und ätherischen Ölen, wodurch die Wirkung der Amara erweitert wird. Einige Beispiele für diese Gruppe sind Wermut, Benediktenkraut, Engelwurz.

Amara acria sind Drogen mit der Kombination Bitterstoffe und scharfe Alkaloide, z. B. Pfeffer.

Amara tonica sind reine Bittermittel, die in Pflanzen wie Enzian, Tausendgüldenkraut und Fieberklee enthalten sind.

Vor allem die Amara aromatica sind bewährte Heilmittel bei Erkrankungen von Magen, Darm und Leber. Die ätherischen Öle wirken außerdem antiseptisch und verhindern Gärungsvorgänge im Darm.

Bitterstoffdrogen dürfen bei der Teezubereitung nicht gekocht werden!

Cumarine

Cumarine sind ebenfalls Phenolverbindungen. Sie kommen sporadisch vor allem bei Gräsern und Hülsenfrüchtlern vor; sie entstehen erst beim Absterben (Trocknen) der Pflanzen. Sehr bezeichnend ist ihr »Heuduft«. Ihre Wirkung ist krampflösend, gefäßerweiternd, gerinnungshemmend und ödemhemmend. Die positive Wirkung bei Venenbeschwerden kann vielleicht durch die Förderung der Blutzirkulation erklärt werden. Höhere Dosierung und Dauergebrauch sind jedoch gefährlich (schädigend für Leber und Herz). Hauptanwendung: Venenleiden.

Beispiele: Waldmeister, Steinklee.

Flavonoide (Flavon-Glykoside)

Unter diesen Sammelbegriff fällt eine große Zahl weitverbreiteter Naturstoffe, die bei ähnlichem chemischem Bau unterschiedliche Strukturen aufweisen und daher auch recht verschiedene Wirkung zeigen. Fast immer sind sie in irgendeiner Weise – wenigstens als Nebenwirkstoffe – am Heilerfolg einer Pflanze mitbeteiligt. Wachstumshemmung von Viren, Bakterien und Pilzen ist nachgewiesen. Folgende Heilwirkungen der Flavonoide sind bekannt: Sie wirken abdichtend auf die feinen Blutgefäße (kapillarabdichtend). Eine zweite Wirkung läuft über die Entspannung der glatten Muskulatur. Es kommt zu einer leichten Senkung des Blutdrucks, zur Erweiterung der Herzkranzgefäße, zu einer vermehrten Wasser- und Gallensaftausscheidung und zur krampflösenden Wirkung im Verdauungstrakt.

18

Beispiele: Weißdorn (altersbedingte Herzschwäche), Schlehdornblüten (mild abführend und harntreibend), Mariendistel (Therapie von Lebererkrankungen).
Die blauen Farbstoffe vieler Blüten und Früchte (Anthocyane) sind Abkömmlinge der Flavonoide und wirken ebenfalls auf die Blutgefäße.

Gerbstoffe
Sie besitzen die Eigenschaft, Eiweißmoleküle der Haut so zu vernetzen, daß widerstandsfähiges Leder entsteht. Gerbstoffe sind im Pflanzenreich weit verbreitet. Ihre zusammenziehende Wirkung und die Ausfällung der Verdauungsenzyme schützt viele Pflanzen vor dem Gefressenwerden durch Tiere. Gerbstoffe wirken reizmildernd und entzündungshemmend, vor allem auf die Magen- und Darmschleimhaut. Kapillare Blutungen werden gestillt (Hautverletzungen), die Haut- und Schleimhautsekretion wird eingeschränkt. Zur äußerlichen Anwendung sind sie als Gurgelmittel bei Halsentzündungen und zur Wundbehandlung zu empfehlen.
Hauptanwendung: Mittel gegen Durchfall.
Zu hoher Gerbstoffgehalt (Bärentraubenblätter!) kann aber die gegenteilige Wirkung, nämlich eine Magenreizung, hervorrufen. Daher bereitet man in solchen Fällen den Tee als »kalten Auszug« (siehe Kapitel »Die verschiedenen Zubereitungsformen«), wobei nur wenig Gerbstoff in Lösung geht.
Beispiele: Eichenrinde, Blutwurz, Heidelbeere.

Phenolglykoside
Arbutin
Wirkstoff ist das Hydrochinon, das bakterientötende Eigenschaften besitzt und daher als wirksames Mittel bei Harnwegsinfekten gilt.
Beispiele: Heidekrautgewächse (Bärentraube).

Salicin (Salicylsäure-Verbindungen)
Sie wirken fiebersenkend und schmerzlindernd bei rheumatischen Erkrankungen.
Beispiele: Weidenrinde, Spierstaudenblüten.

Saponine

Saponine sind Verbindungen von Zucker (also auch wieder »Glykoside«) mit Triterpenen, die mit Wasser wie Seife schäumen (daher der Name). Sie sind im Pflanzenreich sehr weit verbreitet und entfalten eine ganze Palette von Wirkungen; z. B. kommt es durch leichte Reizung der Schleimhäute zu erhöhter Schleimabsonderung (daher die sehr gute Wirkung bei hartnäckigem Husten). Eine zweite Wirkung einiger Saponindrogen (z. B. der Goldrute) beruht auf der Entwässerung der Gewebe. Daher sind Saponindrogen wichtige Bestandteile aller Entschlackungs- bzw. »Blutreinigungs«tees. Noch wenig erforscht sind die positiven Wirkungen auf den Heilungsprozeß, die wohl auf einer Stoffwechselanregung beruhen. Auch die antibiotische Wirkung einiger Saponindrogen wird anscheinend noch nicht gezielt genutzt. Auch bei Saponindrogen kann es – wie bei den ätherischen Ölen – zu unerwünschten Nebenwirkungen kommen, so daß von höheren Dosen und Langzeitanwendung abgeraten werden muß.

Schleimstoffe

Sie gehören chemisch zur Gruppe der Polysaccharide (so benannt nach dem Grundbaustein, nämlich den Zuckermolekülen). Der wichtigste Speicherstoff der Pflanzen, die Stärke, und die wichtigste Gerüstsubstanz, die Zellulose, sind ebenfalls Polysaccharide. Die wesentliche Eigenart der Schleimstoffe ist das starke Aufquellen mit Wasser und der schleimige bis zähflüssige (viskose) Zustand. Obwohl bei Pflanzen weit verbreitet, treten sie nur in wenigen Fällen in genügend großer Menge auf (Eibisch, Leinsamen, Isländisch Moos). Ihre Heilwirkung beruht darauf, daß sie gereizte oder entzündete Schleimhäute – ob im Mund-Rachen-Raum oder im Magen-Darm-Trakt – mit einer Schutzschicht überziehen und sie so gegen weitere Reizung von außen abdecken, so daß der Heilungsprozeß ungestört ablaufen kann.
Ein Nebeneffekt der Quellung im Magen-Darm-Trakt ist die leicht abführende Wirkung von Schleimdrogen.
Beispiele: Eibisch, Leinsamen, Isländisch Moos.
Mit den Schleimstoffen chemisch verwandt sind die **Pektine**, die vor allem in saftigen Früchten (Äpfel, Birnen) häufig vorkommen und das

»Gelieren« des Saftes bewirken. Nach neueren Erkenntnissen wirken Pektine günstig auf den Cholesterinhaushalt.

Senföl-Glykoside (Glukosinolate)
Sie gehören zu den stickstoffhaltigen Naturstoffen und sind stechend riechende, scharf schmeckende und hautreizende Inhaltsstoffe mit antibiotischer Wirkung. Sie kommen vor allem in den Familien der Kreuzblütler, Kaperngewächse und bei der Kapuzinerkresse verbreitet vor.
Beispiele: Senf, Meerrettich, Kapuzinerkresse.
Lauchöle (z. B. in Knoblauch und Zwiebel) sind ebenfalls scharf schmeckende und stark riechende, antibiotisch wirkende Stoffe, die therapeutisch bei Infektionskrankheiten und Arteriosklerose (Senkung des Cholesterinspiegels!) eingesetzt werden.

Terpene
Sie sind Grundbausteine der ätherischen Öle (s. S. 16).

Vitamine, Spurenelemente, Mineralstoffe
Eine ausgewogene Zufuhr von anorganischen Mineralstoffen (Phosphor, Kalium, Kalzium, Natrium usw.) mit der Nahrung ist eine Grundvoraussetzung für die Gesundheit. Daher ist auf eine richtige Ernährungsweise, vor allem auf einen genügend hohen Anteil an pflanzlicher Kost (Salate, Gemüse, Obst) und insbesondere auf die Anwendung vieler Heilpflanzen in frischem Zustand als Wildgemüse oder Gewürz zu achten.
Viele Früchte enthalten reichlich Vitamine und können gezielt als Vitaminspender eingesetzt werden, z. B. Sanddornbeeren und Hagebutten (Rosenfrüchte) für Vitamin C.
Ein weniger beachteter Mineralstoff ist die Kieselsäure, die für den Aufbau von Bindegewebe (Haut, Haaren und Nägeln) wichtig ist. Mangelerscheinungen können durch Kieselsäuredrogen behoben werden, z. B. Schachtelhalm.

Die verschiedenen Zubereitungsformen

Die allgemeinen Vorschriften bei der Zubereitung eines Heilpflanzentees sollten immer genau beachtet werden, sofern nicht bei den einzelnen Tees oder Teemischungen besondere Vorschriften angegeben sind.

Teezubereitungen:

Aufguß
Die Drogenmenge wird mit siedendem Wasser übergossen. Danach läßt man sie noch etwa 10 Min. **bedeckt** ziehen. Blüten, Blätter und Kraut sowie Samen und Früchte mit ätherischen Ölen (z. B. Fenchel, Pfefferminze, Melisse, Kamille) werden auf diese Weise ausgezogen.
Damit die ätherischen Öle nicht verdunsten, sollte für jede Teezubereitung eine spezielle Kräuterteetasse mit Deckel verwendet werden. Das Gefäß mit dem aufgebrühten Tee kann auch mit einer Untertasse bedeckt werden.

Abkochung
Man übergießt die Drogenmenge mit siedendem Wasser, läßt sie noch etwa 10 Min. zugedeckt weiterkochen und seiht ab. Rinden, Wurzeln und Hölzer, besonders aber Drogen mit Gerbstoffen als Hauptwirkstoffe (wie Eichenrinde, Blutwurz und Heidelbeeren) werden im allgemeinen nach diesem Verfahren ausgezogen. Auch Kieselsäuredrogen werden als Abkochung zubereitet (z. B. Schachtelhalm/Zinnkraut).

Achtung: Bitterstoff-Drogen dürfen nicht gekocht werden, da sonst der Bitterwert abnimmt (z. B. Enzianwurzel). Man kann auch die vorgeschriebene Drogenmenge mit siedendem Wasser übergießen und auf kleiner Flamme bei ca. 90 °C eine halbe Stunde heiß halten, dann abseihen.
Bei manchen Heilpflanzen erzielt man eine bessere Wirkstoffausbeute, wenn man die Teedroge mit kaltem Wasser ansetzt, anschließend bis zum Sieden erhitzt, wegstellt und noch fünf Minuten ziehen läßt.

Kaltauszug

Die Drogenmenge wird mindestens einige Stunden, am besten über Nacht mit kaltem Wasser ausgezogen, dann abgeseiht und auf Trinktemperatur erwärmt. Dieses Verfahren ist besonders bei Drogen mit hitzeempfindlichen Inhaltsstoffen anzuwenden (Beispiele: Mistel, Baldrian, Eibischwurzel).

Kombiniertes Verfahren

Zuerst die Droge als Aufguß, dann den Rückstand noch einmal als Abkochung zubereiten und beide Filtrate mischen.

Anwendung besonders bei Drogen mit unterschiedlichen Hauptwirkstoffen. Beispiel: Salbeiblätter (ätherische Öle und Gerbstoffe).

Aromatische Einzeltees und Teemischungen mit einem hohen Anteil an ätherischen Ölen sollten stets frisch zubereitet werden. Bei Teedrogen mit nicht flüchtigen Inhaltsstoffen kann die für einen Tag benötigte Teemenge auf einmal zubereitet, in einer Thermosflasche aufbewahrt und tagsüber schluckweise in kleinen Portionen getrunken werden, und zwar morgens vor dem Frühstück sowie vormittags und nachmittags zwischen den Hauptmahlzeiten.

Andere Zubereitungen:

Umschläge, Bäder

Für die äußerliche Anwendung (Umschläge) werden in der Regel 2 bis 3 gehäufte Eßlöffel der jeweiligen Heilpflanze auf einen Viertelliter Wasser genommen, für Sitzbäder eine Handvoll auf 1 Liter. Für Vollbäder nimmt man in der Regel 100 g Pflanzendroge auf 1 Liter Wasser. Die Zubereitungsart entspricht der Teezubereitung, nur daß hier erheblich größere Mengen erforderlich sind (detaillierte Angaben finden Sie bei den jeweiligen Heilpflanzen). Nach Abseihen der Drogen kann man den Absud direkt ins Badewasser geben.

Tinkturen

Heilpflanzen-Tinkturen sind alkoholische Auszüge aus pflanzlichen Drogen. Ihr Alkoholgehalt liegt zwischen 40 und 70 Prozent. Man kann

Tinkturen sowohl innerlich als auch äußerlich anwenden. Es ist zu empfehlen, die Tinkturen nur in der Apotheke zu kaufen. Der Wirkstoffgehalt ist damit standardisiert und gesichert.

Im Unterschied zum Heilpflanzentee kann man die Tinktur exakt dosieren, da sie tropfenweise (in Wasser, im Tee oder direkt auf die Zunge) eingenommen wird.

Bei äußerlicher Anwendung (Umschläge, Hauteinreibungen usw.) sollte man die jeweiligen Anwendungsvorschriften beachten.

Dosierungsvorschriften

Bei der Einzelteeanwendung sind in der Regel 1 bis 2 gehäufte Teelöffel Droge pro Tasse Wasser (150 ml) die richtige Dosis. Bei Blüten in der Regel 2 bis 3 Teelöffel Droge.

Bei Teemischungen sollte die Dosierung für Erwachsene 2 gehäufte Teelöffel (oder 1 Eßlöffel) pro Tasse Wasser betragen. Für Kinder ist die Hälfte, für Säuglinge ein Drittel der Menge zu nehmen.

Da die Drogen sehr verschieden schwer sein können, sind im Lexikonteil neben den Dosierungen in Teelöffeln auch die Gewichte angegeben.

In der Regel trinkt man – wenn nicht anders angegeben – morgens nüchtern eine Tasse und abends eine Stunde vor dem Schlafengehen eine Tasse, oft auch noch zwischen den Hauptmahlzeiten eine dritte oder vierte Tasse.

Um eine bessere Körperaufnahme (Resorption) zu erreichen, sollte der Tee möglichst nüchtern getrunken werden. Heilpflanzentees sollten auch am besten ungesüßt oder mit etwas Bienenhonig gesüßt getrunken werden. Der Honig ist dem Tee aber erst nach Abkühlung auf Trinkwärme zuzugeben.

Aufbewahrung

Die Aufbewahrung von Heilpflanzentees erfolgt am besten in dunklen (braunen) Glasgefäßen mit weitem Hals und Korkstöpseln. Auch Porzellan-, Holz- und Metallgefäße sind geeignet, nicht hingegen Kunststoffbeutel oder Plastikgefäße. Bezugsdatum und Verwendungszweck sollten auf einem Etikett vermerkt werden.

Früchte und Samen sollten kurz vor ihrer Anwendung als Tee zerstoßen werden, damit die Inhaltsstoffe besser zur Wirkung kommen.

Die in diesem Ratgeber angeführten Heilpflanzendrogen können in jeder Apotheke bezogen werden. Die angegebenen Teerezepte (Teemischungen) können dort auch zusammengestellt werden. Aus diesem Grund sind jede Heilpflanze und jedes Teerezept auch mit der lateinischen Drogenbezeichnung angeführt.

60
Heilpflanzen von
A–Z

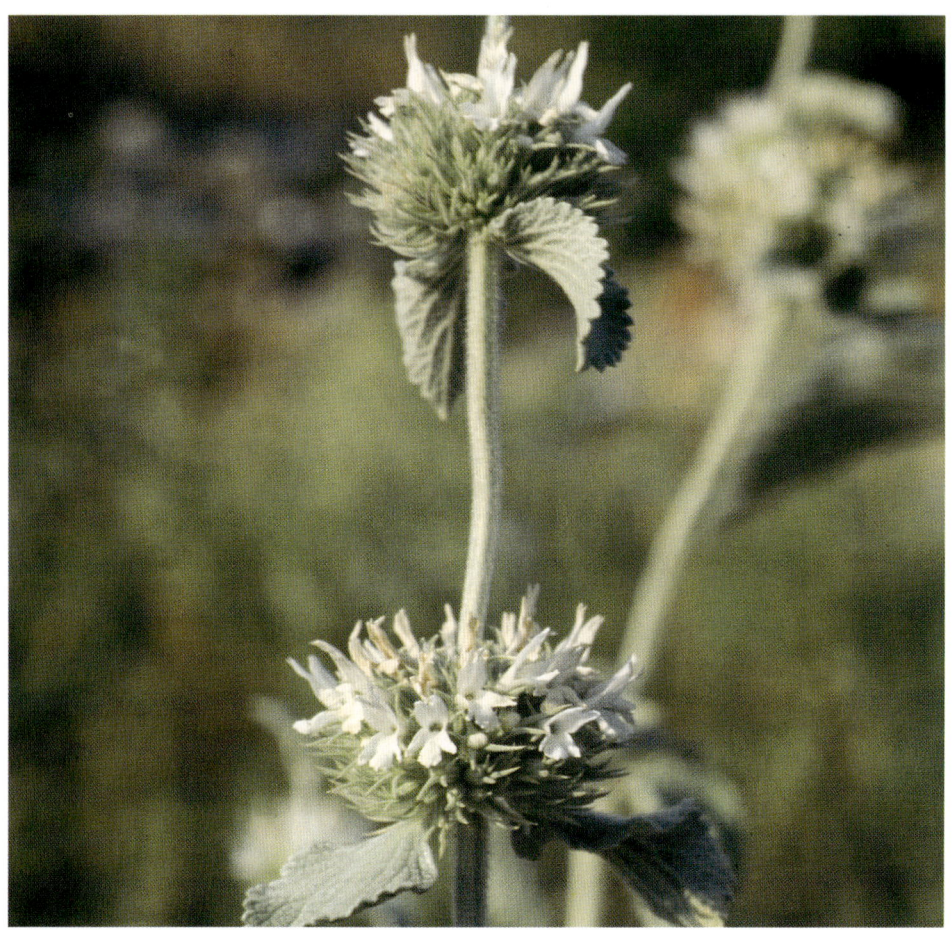

Andorn

Marrubium vulgare
Fam. Lippenblütler *Lamiaceae*

Merkmale: Der verzweigte, vierkantige Stengel ist bis 50 cm hoch, die Blätter sind gestielt, bis 4 cm lang, eiförmig, runzelig, am Rand gezähnt, in der Jugend weißwollig, später fast kahl. Zahlreiche weiße Blüten stehen in kugeligen Blütenständen über den Blattpaaren.
Blütezeit Juni bis September.

Verwechslungsmöglichkeit: Mit dem unangenehm riechenden Schwarzen Andorn, dessen Stengel aber meist braunviolett gefärbt sind.

Standort, Verbreitung: Zeigerpflanze für starke Düngung: Viehlagerplätze, an Dorfwegen, auf Ödland. Natürlich verbreitet in Mitteleuropa und in Asien; in Europa nur eingeschleppt.

Heilkräftige Pflanzenteile: Das Andornkraut (Marrubii herba).

Hauptwirkstoffe: Diterpen-Bitterstoffe, Gerbstoff, ätherisches Öl.

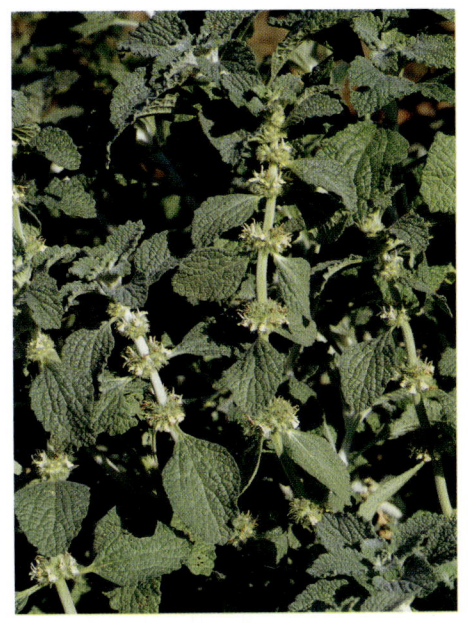

Heilwirkung: Der Bitterstoff Marrubiin ist für die leicht schleimlösende bzw. auswurffördernde Wirkung des Andorns bei Bronchialhusten verantwortlich und zusammen mit den ätherischen Ölen für die vermehrte Ausschüttung der Gallensäfte. Hauptanwendungsgebiete der Droge – vor allem in Teemischungen – sind daher vor allem Störungen der Gallenblasenfunktion sowie allgemeine Verdauungsstörungen und Appetitlosigkeit. Bei Katarrhen der Atemwege kommt der Heilpflanze – vor allem in Teemischungen – eine unterstützende Wirkung zu.

Teezubereitung: Aufguß: 2 gehäufte Teelöffel (3 g) Andornkraut mit 1/4 l kochendem Wasser übergießen, bedeckt 10 Min. ziehen lassen, abseihen. Bei Verdauungsbeschwerden und Appetitmangel jeweils eine Tasse frisch bereiteten Tee ungesüßt und gut temperiert vor den Mahlzeiten trinken. Zur Auswurfförderung bei Katarrhen der Luftwege 3 – 4 Tassen gut temperierten Tee über den Tag verteilt schluckweise trinken.

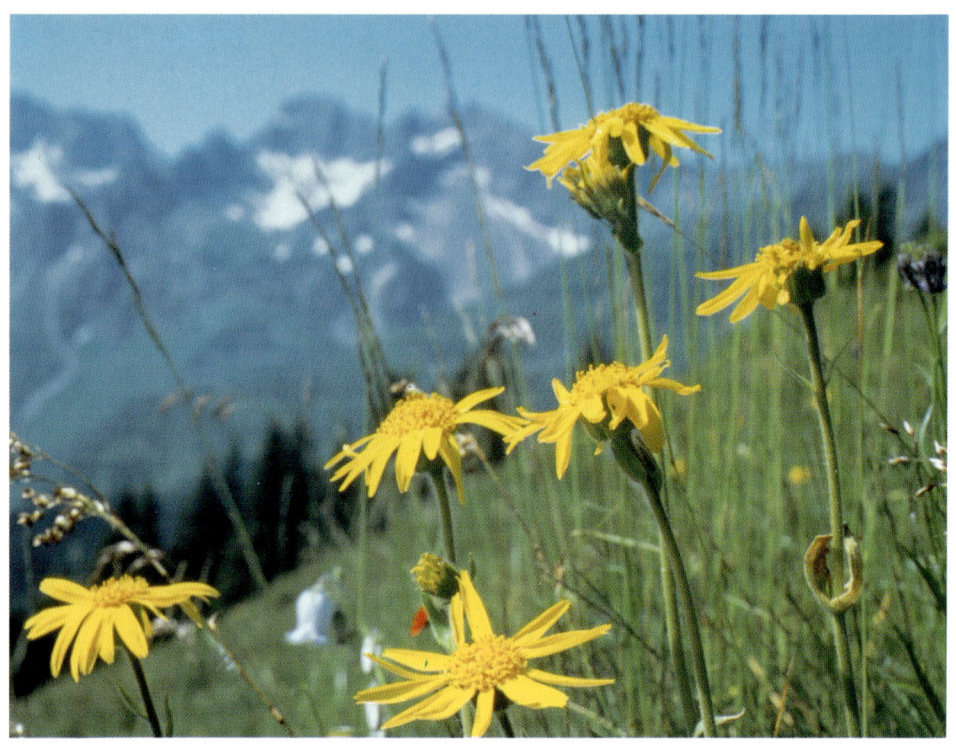

Arnika

Arnica montana
Fam. Korbblütler *Asteraceae*

Merkmale: Aromatisch duftende Pflanze, Stengel flaumig behaart. 20 – 50 cm hoch, mit einem dunkelgelben, sternartigen Blütenstand. Die äußeren Strahlenblüten sind ca. 25 mm lang, vorne dreizähnig. Blätter eiförmig, ungeteilt, paarweise am Stengel und vor allem dicht am Boden (»Rosette«).
Blütezeit Juni bis August.

Standort, Verbreitung: Auf saurem Humus in Weiderasen der Zentralen Silikatalpen, im Flachland auf Sand in Föhrenwäldern. – Mitteleuropa, nach Norden bis Skandinavien, Portugal.

Heilkräftige Pflanzenteile: Arnikablüten (Arnicae flos).

Hauptwirkstoffe: Ätherisches Öl, besonders Sesquiterpenlaktone, Flavonoide, Gerbstoff, Bitterstoffe (Arnicin).

Heilwirkung: Wegen möglicher Nebenwirkungen darf Arnika nur äußerlich als Wundkraut angewendet werden: Umschläge mit verdünnter Arnikatinktur und Einreibungen mit Arnikaöl oder -salbe wirken bakterientötend, entzündungshemmend, schmerzstillend und antirheumatisch. Anwendung bei Blutergüssen, Quetschungen, Prellungen, Verstauchungen, Gelenkentzündungen und Entzündungen nach Insektenstichen, rheumatischen Beschwerden und als Wundheilmittel.

Äußere Anwendung: 2 g Arnikablüten mit 100 ml Wasser als Teeaufguß äußerlich für Umschläge. Arnikatinktur (wird aus 1 Teil Arnikablüten und 10 Teilen 70%igem Alkohol hergestellt) aus der Apotheke: 30 Tropfen auf 1 Glas (150 ml) Wasser können wegen ihrer guten entzündungshemmenden Eigenschaften zum Spülen und Gurgeln bei Entzündungen der Mundschleimhaut und des Rachenraumes empfohlen werden. Tinktur für Umschläge mindestens 3–10fach mit Wasser verdünnen.
Arnikaöl ist ein Auszug aus einem Teil Arnikablüten mit 5 Teilen fettem Pflanzenöl und wird bei Rheuma und Gelenkschmerzen als Einreibung verwendet.
Fertigpräparate: Salben mit 15 % Arnikaöl.

Nebenwirkungen: Die äußerliche Anwendung unverdünnter Arnikatinktur kann starke Hautreizungen mit Schwellungen und Bläschenbildung oder sogar Ekzeme und Erytheme hervorrufen. Bei versehentlicher Einnahme größerer Mengen unverdünnter Arnikatinktur treten Übelkeit, Magen- und Kopfschmerzen, Schwindel und Herzklopfen auf.

Gegenanzeige: Arnika-Allergie.

Tinkturmischung: Bestandteil der Tinkturmischung S. 173.

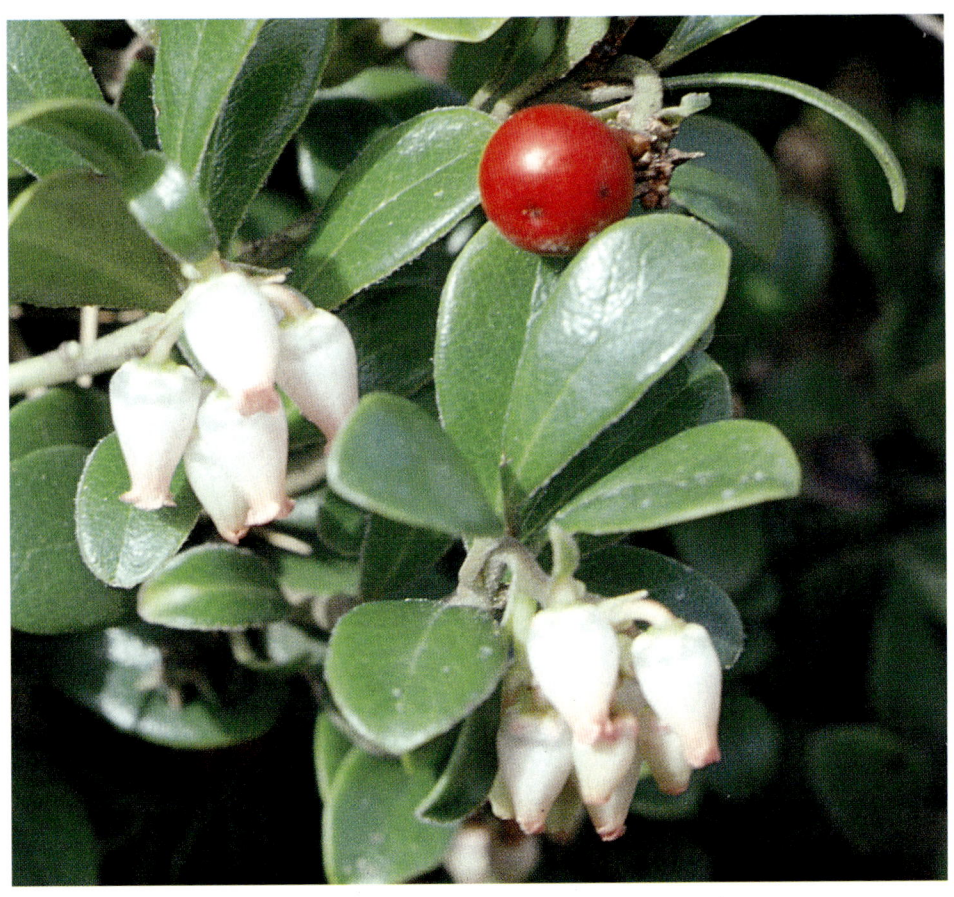

Bärentraube

Arctostaphylos uva-ursi
Fam. Heidekrautgewächse *Ericaceae*

Merkmale: Kriechender Zwergstrauch mit rotbraunen Ästen. Blätter immergrün, ledrig, 3 cm lang, unterseits mit netzartigen Nerven, Blattrand nicht umgerollt. Blüten krugförmig, zu 3 – 10 in hängenden Trauben, weiß mit rosa Zipfeln, 5 mm lang. Die Frucht ist eine leuchtend rote Beere mit mehligem, geschmacklosem Inhalt.
Blütezeit je nach Höhenlage von März bis Juli.

32

Verwechslungsmöglichkeit: Sie wird nicht selten mit der Preiselbeere verwechselt, die aber aufrecht wächst, eine glatte Blattunterseite, umgerollte Blattränder und wohlschmeckende Beeren besitzt.

Standort, Verbreitung: Auf trockenen Böden in Föhrenwäldern und alpinen Zwergstrauchheiden, Pionier in Silikatschutthalden. Bis über 2700 m. – Europa, Kaukasus bis zum Himalaya; Nordamerika.

Heilkräftige Pflanzenteile: Bärentraubenblätter (Uvae-ursi folium).

Hauptwirkstoffe: Arbutin (Hydrochinon-Glykosid), Gerbstoffe, Iridoid-Bitterstoff.

Heilwirkung: Die harndesinfizierenden Wirkstoffe werden zur unterstützenden Behandlung bei Entzündungen der Harnwege oder bei akuter Blasenentzündung eingesetzt.

Teezubereitung: Kaltauszug: 1 gehäuften Teelöffel (2 g) auf 150 ml Wasser über Nacht kalt ausziehen (die magenbelastenden Gerbstoffe gehen weniger in Lösung). 3 – 4 Tassen täglich warm trinken.

Hinweis: Wirkt nur bei alkalischem Harn! Dies sollte nicht durch Speisesoda, sondern durch Diät erreicht werden: Also viel Gemüse und Milchprodukte, aber kein Fleisch, keine Weißmehlprodukte oder Zucker essen!

Nebenwirkungen: Bei empfindlichem Magen (vor allem bei Kindern) können Übelkeit und Erbrechen auftreten. Nicht für länger dauernde Anwendung geeignet! Mittlere Tagesdosis 10 g Droge.

Gegenanzeige: Kann wehenfördernd wirken; nicht bei Schwangerschaft anwenden!

Teemischung: Bestandteil der TM 8 auf Seite 156.

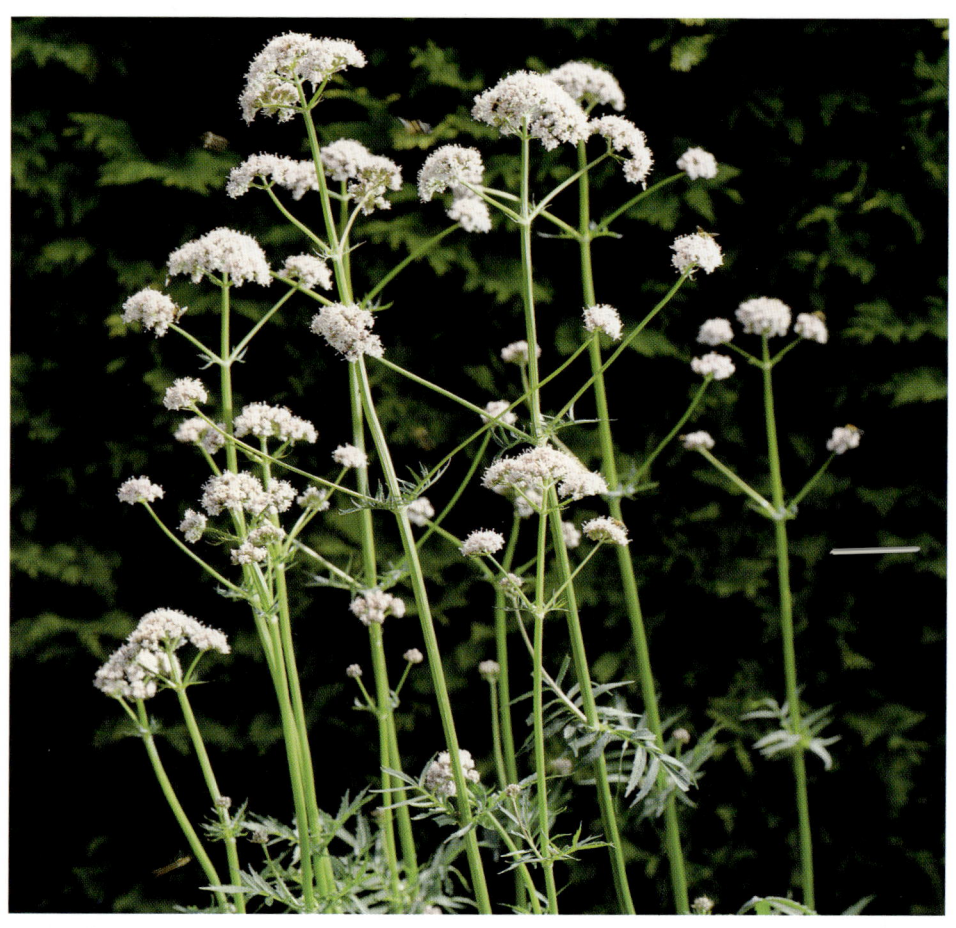

Baldrian
Valeriana officinalis
Fam. Baldriangewächse *Valerianaceae*

Merkmale: Bis über 1 m hohe Staude mit Wurzelstock. Blätter unpaarig gefiedert mit schmalen, scharf gezähnten Abschnitten, paarig am gefurchten Stengel stehend. Blüten in verzweigten doldenähnlichen Blütenständen, röhrig, mit 5 Kronzipfeln, hellrosa. Samen mit Haarkrone. Blütezeit Mai bis September.

Standort, Verbreitung: Meist in feuchten Wiesen und an Wassergräben. Der Hügelbaldrian auch an warmen, trockenen Standorten. – Europa und Asien.

Heilkräftige Pflanzenteile: Baldrianwurzelstock (Valerianae radix).

Hauptwirkstoffe: Ätherisches Öl, Valepotriate (Baldrian-Bitterstoffe), Valerensäure, in geringer Menge Alkaloide.

Heilwirkung: Für die beruhigende Wirkung auf das zentrale Nervensystem (ohne Beeinträchtigung der Leistungsfähigkeit) sind nicht die Valepotriate verantwortlich, sondern die Kombination der übrigen Wirkstoffe (v. a. der ätherischen Öle). Baldrian wirkt bei allen nervösen Reizzuständen, bei Herzklopfen, Einschlafstörungen, Prüfungsangst, nervösen Störungen der Wechseljahre. Bei nervös bedingten Magen- und Darmbeschwerden wirkt Baldrian krampflösend.

Teezubereitung: Kaltauszug (über Nacht ziehen lassen) oder Aufguß: 2 Teelöffel (ca. 8 g) Baldrianwurzel mit 150 ml kochendem Wasser übergießen, 10–15 Min. bedeckt ziehen lassen. Täglich 2–3 Tassen schluckweise trinken.

Besondere Anwendungen: Statt des Tees kann auch der alkoholische Extrakt (Baldriantinktur) verwendet werden, der jedoch nur in höherer Dosis wirkt, in der Regel 1 Teelöffel mit Wasser oder Würfelzucker. Zahlreiche Fertigpräparate!
Äußerliche Anwendung als Badezusatz: 100 g Baldrianwurzel mit 1 l Wasser überbrühen, abseihen. Einfacher ist es, Fertigextrakte oder 250 g Baldriantinktur dem Vollbad beizugeben.

Teemischung: Bestandteil der TM 1, 2, 3 auf Seite 152 und der TM 22 auf Seite 167.

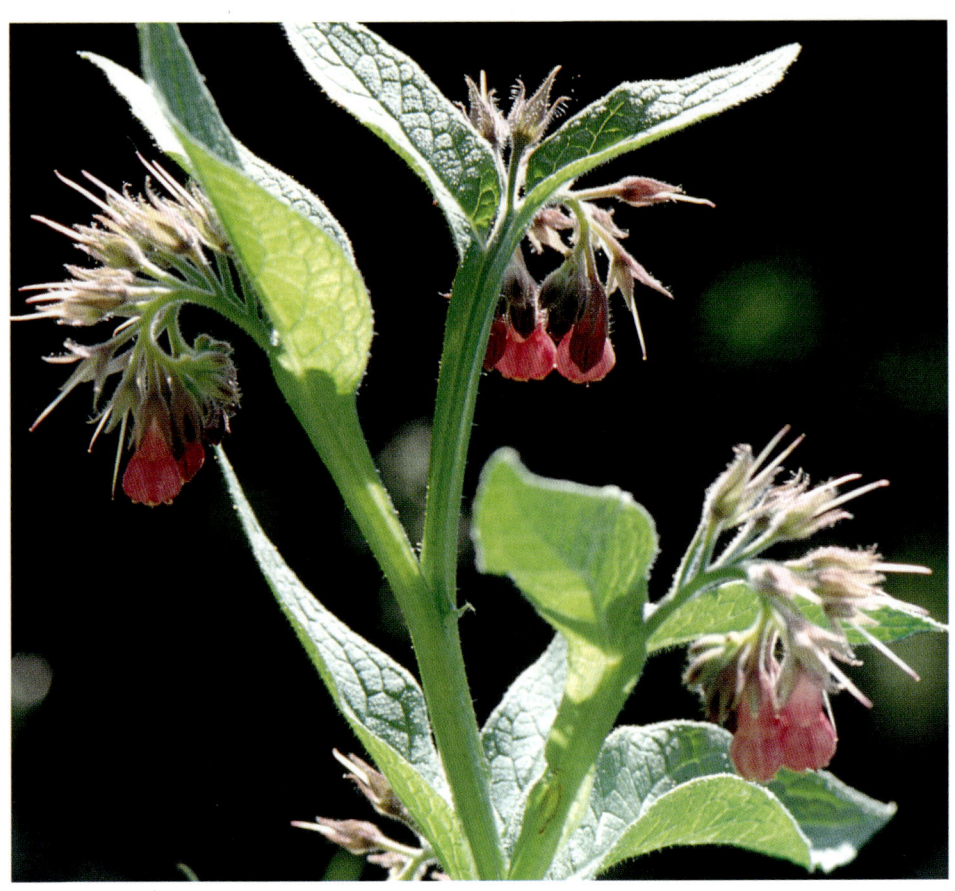

Beinwell
Symphytum officinale
Fam. Rauhblattgewächse *Boraginaceae*

Merkmale: Derbe, weißborstige, behaarte Staude mit rübenartiger schwarzer Pfahlwurzel. Stengel dick, hohl, bis 60 cm hoch, im oberen Teil meist verzweigt und durch die herablaufenden Blätter geflügelt. Laubblätter lang gestielt, eiförmig-lanzettenförmig, bis 20 cm lang. Blüten rotviolett oder gelbweiß.
Blütezeit Mai bis Juli.

Standort, Verbreitung: In feuchten Wiesen, Auwäldern, Gräben, an Ackerrändern, bis 1000 m. Wohl erst im Mittelalter aus dem Osten (Kleinasien, Westsibirien) nach Europa gelangt. In Nordamerika verwildert.

Heilkräftige Pflanzenteile: Beinwellwurzel (Symphyti radix). Kraut und Blätter nur in Fertigpräparaten.

Hauptwirkstoffe: Allantoin (ein Harnsäurederivat), Alkaloide (Symphytin), außerdem Schleimstoffe, Gerbstoff, ätherisches Öl.

Heilwirkung: Das Allantoin fördert die Wundheilung und die Regeneration des Gewebes. Gesamtauszüge der Droge wirken entzündungshemmend; Zubereitungen aus Beinwellwurzel fördern die Kallusbildung. Breiumschläge sind ein hervorragendes Heilmittel bei allen Prellungen, Verrenkungen, Quetschungen, Blutergüssen und Knochenhautentzündungen.

Teezubereitung: Nur für die äußerliche Anwendung (warme Umschläge): Im Verhältnis 1:10 setzt man feingeschnittene Beinwellwurzel mit kochendem Wasser an, läßt den Sud ca. 10 Min. ziehen, abseihen und mit dem Auszug Gazekompressen tränken, Umschläge machen.

Breizubereitung: Beinwellwurzel-Pulver wird im Verhältnis 1:10 mit warmem Wasser zu Brei angerührt und hautwarm als Umschlag auf die verletzte Stelle gelegt. Es gibt zahlreiche Fertigpräparate (v. a. Salben), häufig kombiniert mit ätherischen Ölen von Kiefer, Lavendel, Johanniskraut, Ringelblume, wodurch die Heilwirkung noch verbessert wird.

Nebenwirkungen: Wegen möglicher Nebenwirkungen der Alkaloide (leberschädigend, krebserregend) ist von der innerlichen Anwendung ausdrücklich abzuraten. Die äußerliche Anwendung (nur auf intakter Haut) ist auf 4 – 6 Wochen im Jahr zu beschränken.

37

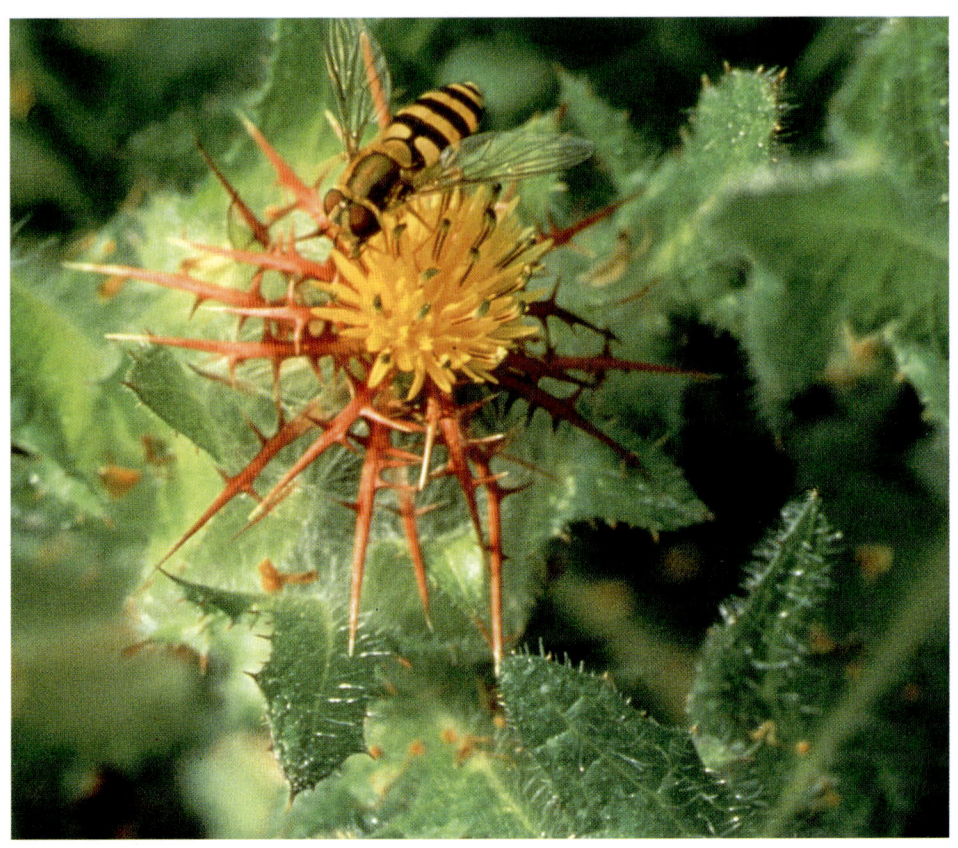

Benediktenkraut

Cnicus benedictus
Fam. Korbblütler *Asteraceae*

Merkmale: Einjährige, ästige Distel mit 5kantigem, oben spinnwebig behaartem Stengel, bis 50 cm hoch. Laubblätter bis 30 cm lang, grob gezähnt bis geteilt, am Rand kurzstachelig, zottig und klebrig behaart, unterseits mit weißen Nerven. Blütenköpfe 4 cm lang, von einer abstehenden Laubblatthülle umgeben. Innere Blatthülle des Köpfchens mit langen, rötlichen, gefiederten Stacheln. Blüten gelb.
Blütezeit Juni bis Juli.

Standort, Verbreitung: Als »Unkraut« im Kulturland und in Brachäckern des Mittelmeerraumes heimisch. – Mittelmeergebiet, nach Osten bis Afghanistan, in Mitteleuropa gelegentlich verwildert.

Heilkräftige Pflanzenteile: Das Kraut der Pflanze (Cardui benedicti herba).

Hauptwirkstoffe: Bitterstoffe (das Sesquiterpenlakton Cnicin), Gerbstoff, ätherisches Öl.

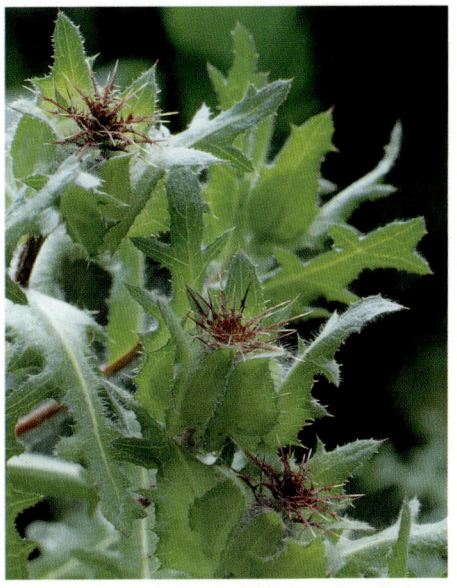

Heilwirkung: Die Bitterstoffe fördern gemeinsam mit dem ätherischen Öl die Ausscheidung von Magen- und Gallensaft. Die antibiotischen und durch Stoffwechselanregung »blutreinigenden« bzw. entschlackenden Wirkungen des Benediktenkrauts empfehlen seine Anwendung bei chronischen Magen-Darm-Beschwerden.
Eine mehrwöchige Kur hilft bei Verdauungsschwäche.

Teezubereitung: 2 Teelöffel (2 g) Benediktenkraut mit 1/4 l Wasser kalt ansetzen, zum Sieden erhitzen, wegstellen, 5 – 10 Min. bedeckt ziehen lassen. Täglich 2 – 3 Tassen ungezuckert schluckweise trinken. Bei Verdauungsschwäche und Appetitlosigkeit den Tee 1/2 Stunde vor dem Essen, bei Verdauungsstörungen danach trinken.

Gegenanzeige: Magengeschwüre.

Nebenwirkungen: Bei Überdosierung kann es zu Brechreiz kommen; auch allergische Hautreaktionen sind möglich.

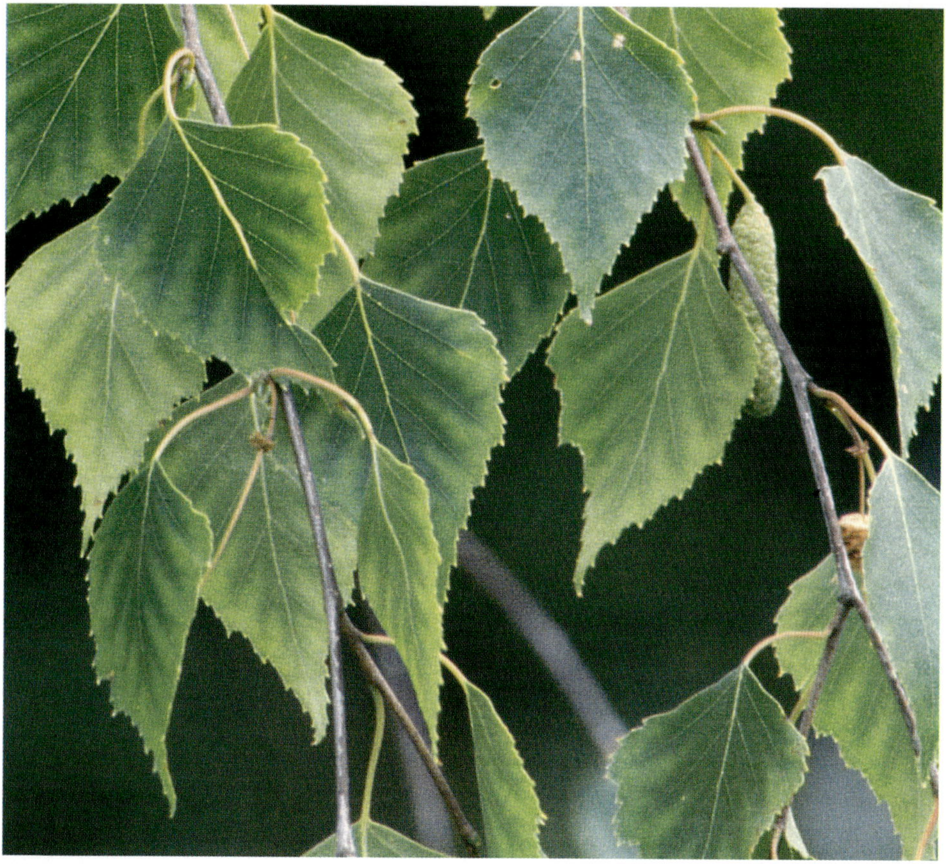

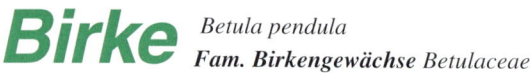

Birke
Betula pendula
Fam. Birkengewächse *Betulaceae*

Merkmale: Bis über 20 m hoher Baum mit schneeweißer, sich schälender Borke. Zweige hängend, dicht mit Warzen besetzt, sonst kahl. Blätter dreieckig mit vorgezogener Spitze, doppelt gesägt. Einzelblüten unscheinbar, die hängenden Blütenstände heißen »Kätzchen«; kleine geflügelte Früchte.
Blütezeit April bis Mai.

Standort, Verbreitung: Auf trockenen warmen Böden in Waldlichtungen; Alleebaum. – In Europa und Asien verbreitet.

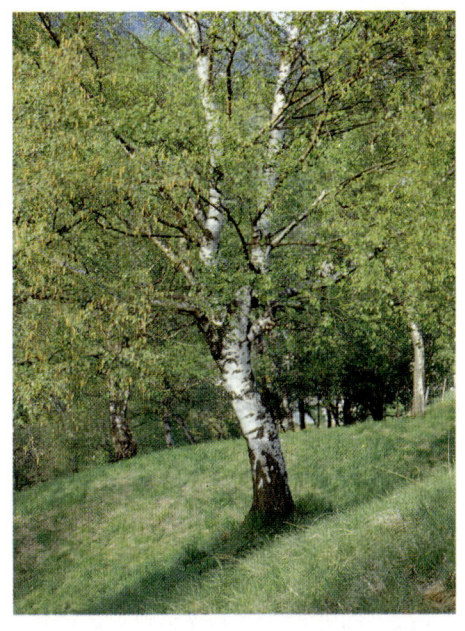

Heilkräftige Pflanzenteile: Junge Birkenblätter (Betulae folium). Birkensaft (Betulae liquor).

Hauptwirkstoffe: In den Blättern: Flavonoide, Gerbstoffe, Bitterstoffe, ätherisches Öl, Vitamin C.

Heilwirkung: Im Vordergrund steht die gute harntreibende Wirkung der Birkenblätter. Als mildes Entwässerungsmittel beugt die Droge der Harnstein- und Nierengrießbildung vor. Zur Durchspülungstherapie in Kombination mit Bärentraubenblättern bei Harnwegsentzündungen. Zusammen mit anderen Heilkräutern ist die Droge in Entschlackungstees zur Frühjahrskur und bei Rheuma oder Gicht empfehlenswert.

Teezubereitung: 2 – 3 gehäufte Teelöffel (ca. 3 g) Birkenblätter mit 150 ml kochendem Wasser übergießen, 10 – 15 Min. ziehen lassen. 3 Tassen täglich trinken.

Hinweis: Auf reichliche Flüssigkeitszufuhr ist zu achten!

Gegenanzeige: Bei Wasseransammlungen (Ödemen) infolge eingeschränkter Herz- und Nierentätigkeit.

Teemischung: Bestandteil der TM 6/7/8 auf Seite 155 – 157, der TM 10 auf Seite 158 und der TM 26 auf Seite 169.

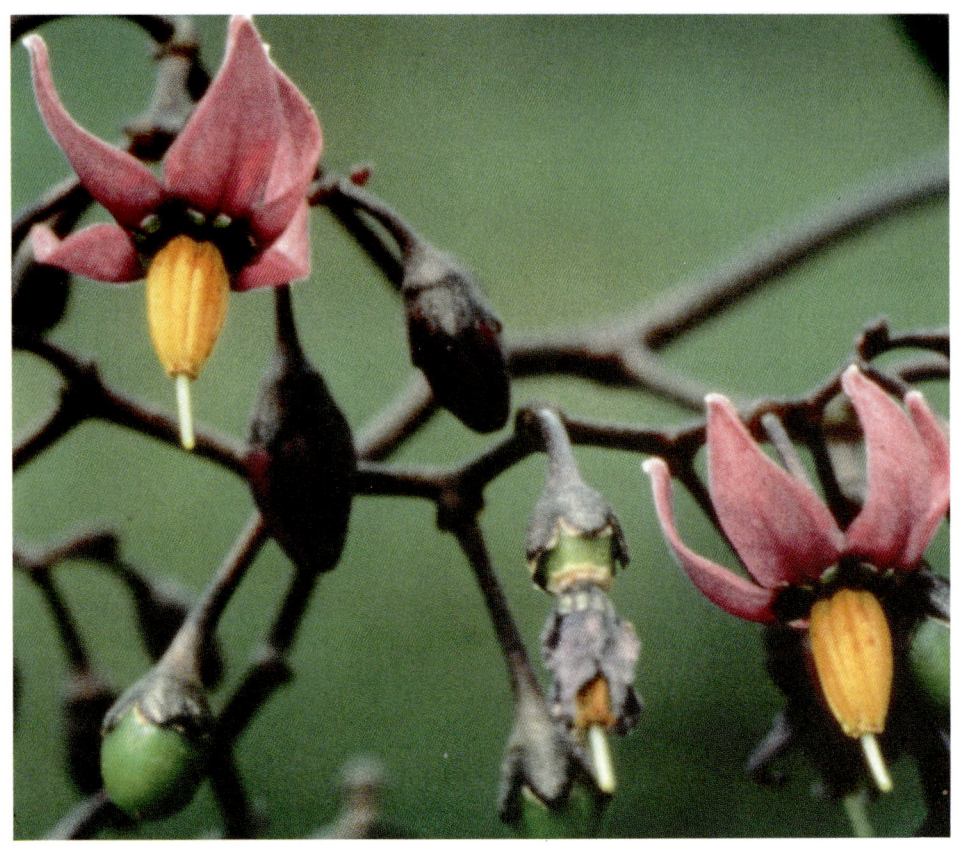

Bittersüß

Solanum dulcamara
Fam. Nachtschattengewächse Solanaceae

Merkmale: Kletternder, verzweigter Halbstrauch (unten holzig, oben krautig) mit gestielten, eiförmig zugespitzten Blättern, violetten »Kartoffelblüten« in Rispen und scharlachroten eiförmigen Beeren (8 mm). Blütezeit Juni bis August.

Verwechslungsmöglichkeit: Mit dem einjährigen Schwarzen Nachtschatten, der aber weiße Blüten und schwarze Beeren besitzt.

42

Standort, Verbreitung: In schatti-
gen feuchten Gebüschen, Auwäldern, auf Waldschlägen. – Europa
und Asien.

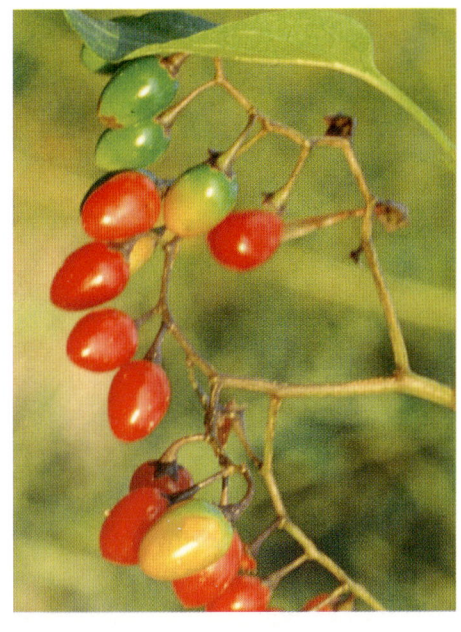

Heilkräftige Pflanzenteile: Bittersüßstengel (Dulcamarae stipites).

Hauptwirkstoffe: Alkaloid-Gemische, Saponine, Gerbstoff.

Heilwirkung: Die Saponine wirken stoffwechselanregend, daher
werden Bittersüßstengel verschie-
dentlich in Teemischungen zur
Stoffwechselanregung bzw. Entschlackung, in erster Linie aber
bei chronischen Hauterkrankungen
(Ekzeme, Akne) sowie bei Erkran-
kungen des rheumatischen Formenkreises und bei Gicht beigegeben.

Hinweis: Als Frischpflanze giftig (vor allem die grünen, kaum die roten
Beeren)! Ernste Vergiftungen sind nur beim Verzehren größerer Mengen
Beeren zu befürchten. Eine Teekur mit der Einzeldroge nicht länger als
4 Wochen durchführen!

Nebenwirkungen: In der angegebenen Dosierung nicht zu befürchten.

Teezubereitung: 1 gehäuften Teelöffel (1,5 g) Droge mit 150 ml Wasser
kurz aufkochen, morgens und abends 1 Tasse über längere Zeit (etwa
3 – 4 Wochen) trinken.

Teemischung:
Bestandteil der TM 26 auf Seite 169.

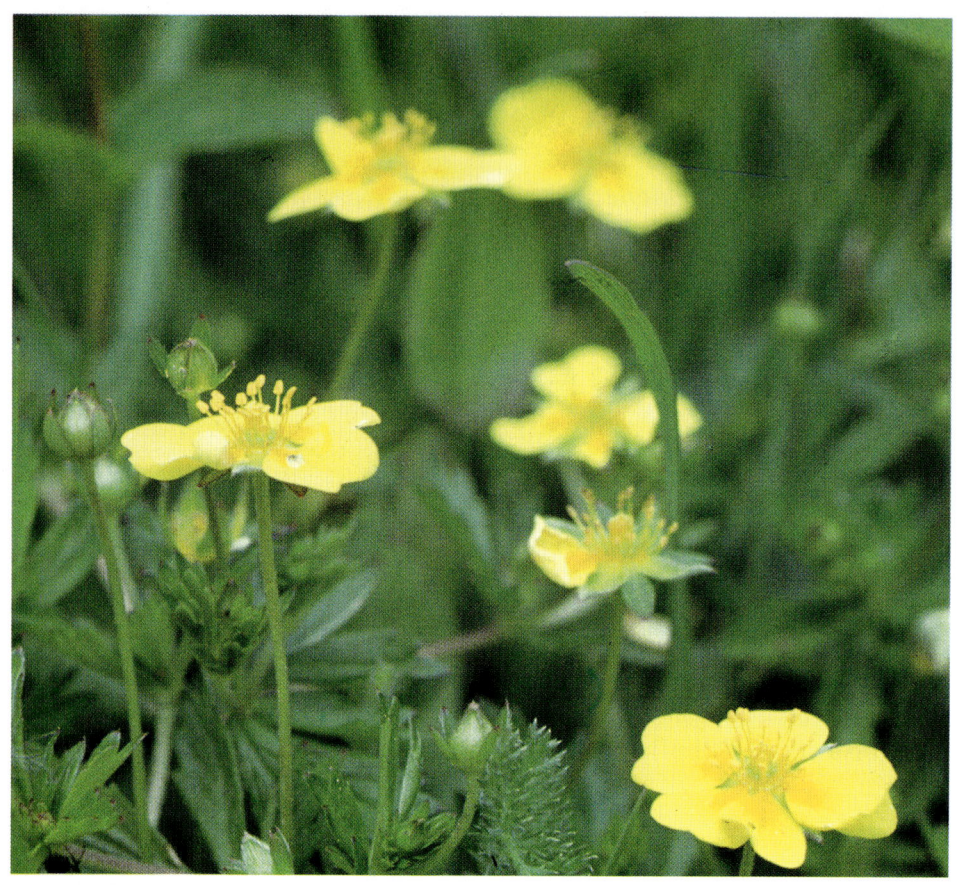

Blutwurz, Tormentill

Potentilla erecta · **Fam. Rosengewächse** *Rosaceae*

Merkmale: Der dicke, braune, innen rote Wurzelstock treibt mehrere beblätterte Stengel mit ästigem Blütenstand. Grundblätter lang gestielt, handförmig 5teilig, grob gesägt. Die gelben Blüten besitzen 4 Kronblätter (Durchmesser 10 mm).
Blütezeit Mai bis August.

Standort, Verbreitung: In Moorwiesen, auf trockenen Weiden bis über 2000 m. – Europa und Asien.

Heilkräftige Pflanzenteile: Tormentillwurzel (Tormentillae rhizoma).

Hauptwirkstoffe: Wichtigste Gerbstoffdroge (Catechine), roter Farbstoff.

Heilwirkung: Als zusammenziehende Gerbstoffdroge wirkt die Blutwurz innerlich vor allem bei Durchfall und unspezifischen Darmerkrankungen. Äußerlich angewendet heilt sie Entzündungen der Mundschleimhaut.

Teezubereitung: Abkochung: 1 gehäuften Teelöffel (3,5 g) Tormentillwurzel mit 150 ml siedendem Wasser übergießen, 10 Min. kochen lassen, wegstellen, abseihen. 1 – 2 Tassen am Tag schluckweise trinken. Wenn der Durchfall nach 3 – 4 Tagen nicht abklingt, ist auf jeden Fall der Arzt aufzusuchen.

Besondere Anwendungen: Der Tee ist als Gurgelmittel bei Entzündungen des Mund- und Rachenraumes, bei Mandelentzündungen und bei Zahnfleischblutungen heilsam. Noch wirksamer ist die Tormentilltinktur: 20 – 30 Tropfen in einem Glas Wasser oftmals täglich zum Spülen und Gurgeln; unverdünnt zum Pinseln. Auch als Badezusatz für Sitzbäder bei Hämorrhoiden. Unverdünnt zum Pinseln bei Hautentzündungen, Ekzemen, leichten Verbrennungen.

Nebenwirkungen: Selten können bei empfindlichen Personen oder bei Überdosierung Magenbeschwerden auftreten.

Tinkturmischung: Bestandteil der Tinkturmischung auf Seite 173.

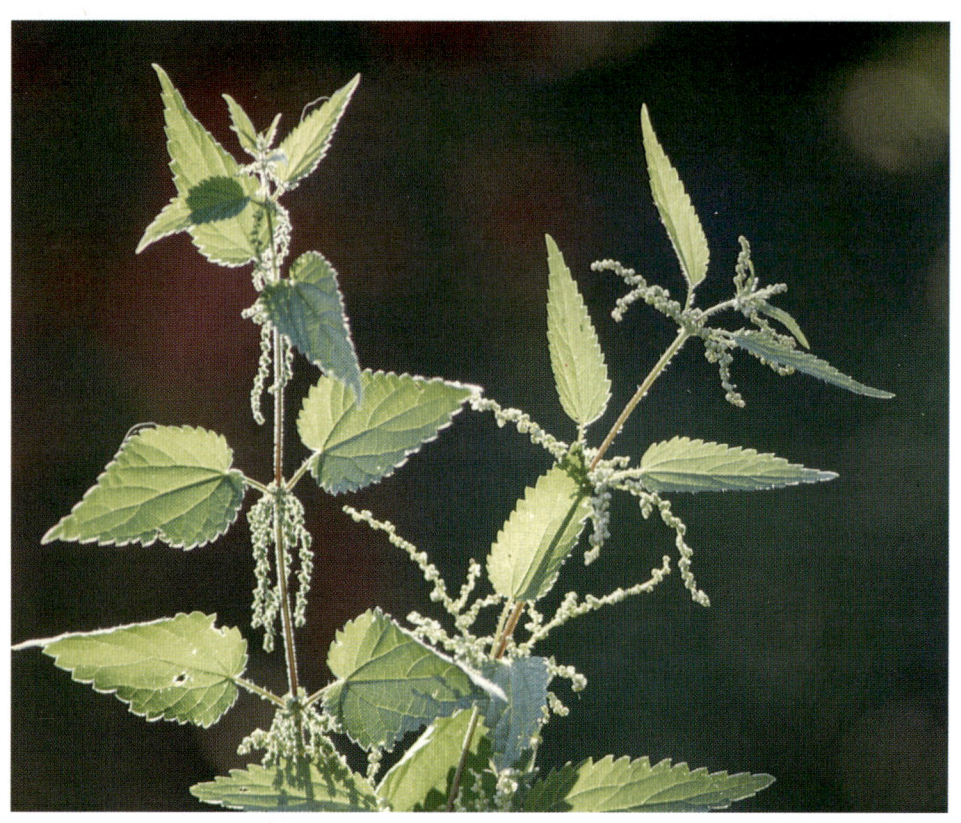

Brennessel
Urtica dioica
Fam. Nesselgewächse Urticaceae

Merkmale: Bis 1,5 m hohe Staude mit Wurzelstock, meist gruppenweise wachsend. Die stechenden Haare verursachen bei Berührung starkes Brennen der Haut. Blätter länglich-herzförmig, gesägt; Blüten unscheinbar, in hängenden Rispen.
Blütezeit Juli bis Herbst.

Standort, Verbreitung: Häufiges Schutt- und Wegrandunkraut, in feuchten Wäldern und Augebüschen. – Auf der Nordhalbkugel verbreitet.

Heilkräftige Pflanzenteile: Das Brennesselkraut (Urticae herba) und die Wurzel (Urticae radix).

Wirkstoffe: Viele Inhaltsstoffe: Sterole, viel Chlorophyll (Blattgrün der Pflanzen), Vitamin B und C, Mineralstoffe, Eisen, Enzyme.

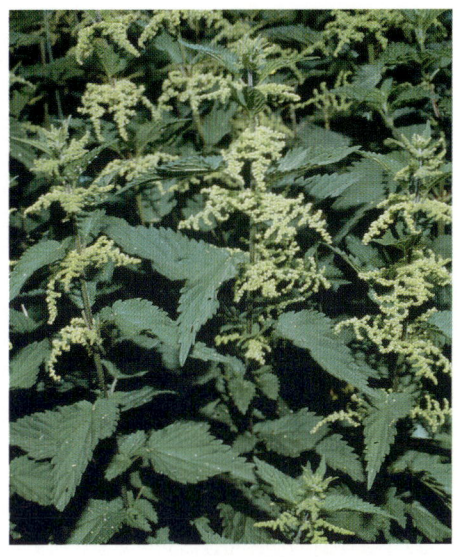

Heilwirkung: Leicht harntreibend und dadurch stoffwechselanregend, daher anwendbar zur Durchspülungstherapie der Harnwege und vielseitig verwendbar bei Rheuma, Gelenkerkrankungen, Hauterkrankungen. Zu Entschlackungskuren geeignet (meist in Teemischungen). In der Wurzel sind Wirkstoffe enthalten, die gutartige Prostataerkrankungen im Frühstadium günstig beeinflussen.

Teezubereitung: Aufguß: 2 gehäufte Teelöffel (2 g) Brennesselkraut mit 150 ml kochendem Wasser übergießen, 10 Min. ziehen lassen. Täglich 3 Tassen schluckweise trinken. Als Langzeittherapie (4 – 6 Wochen) zur Entschlackung besser in Teemischungen. Wurzelzubereitung: 2 Teelöffel grob gepulverte Droge mit kaltem Wasser ansetzen, erhitzen, 1 Min. kochen, 10 Min. bedeckt ziehen lassen. 2 – 3 Tassen täglich trinken.

Besondere Anwendungen: Frischer Preßsaft (3mal täglich 1 Eßlöffel mit Obstsaft verdünnt) zu Entschlackungskuren, bei Rheuma, Gicht und Ödemen. Der alkoholische Auszug (»Brennesselspiritus«) wird für Einreibungen bei Hexenschuß und rheumatischen Schmerzen sowie zur Pflege des Haarbodens verwendet.

Teemischung: Bestandteil der TM 7 auf Seite 155 und der TM 9 auf Seite 158.

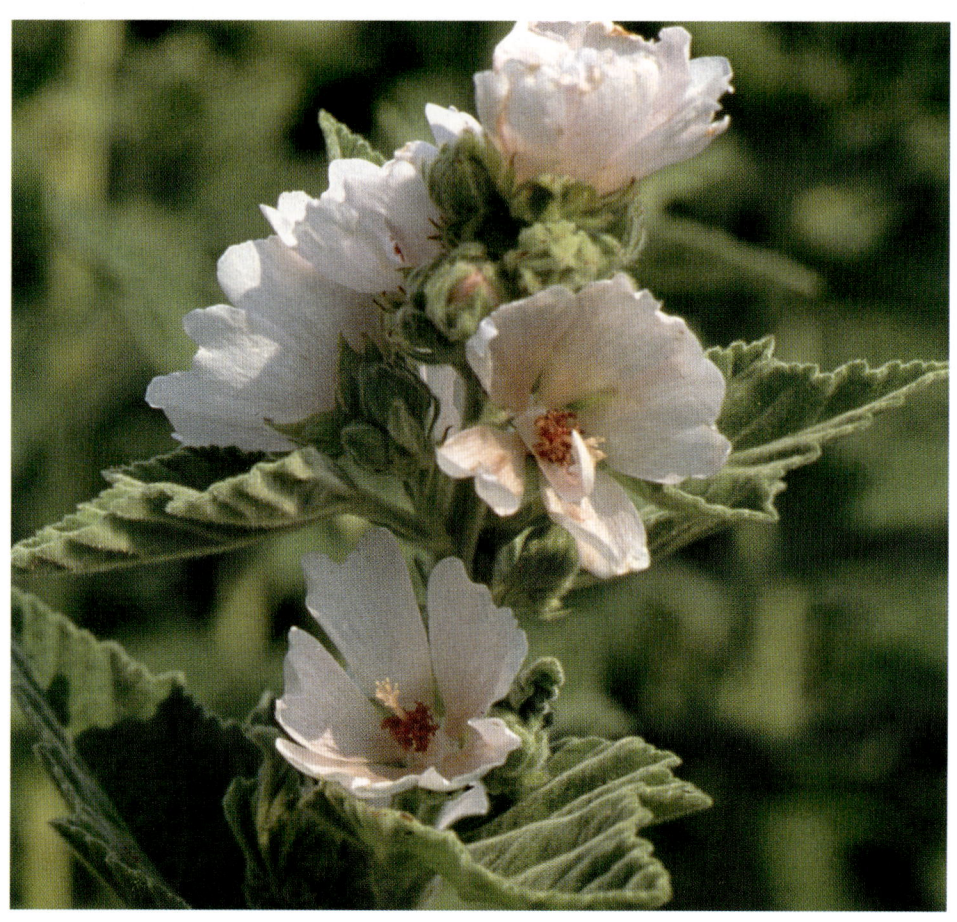

Eibisch

Althaea officinalis
Fam. Malvengewächse *Malvaceae*

Merkmale: Bis zu 2 m hohe, rauhfilzige Staude mit herzförmigen, schwach gelappten, weißfilzigen Blättern und 5zähligen, hellrosa Blüten mit violetten Staubfäden. Der Außenkelch der Blüte besteht aus 6–9 verwachsenen Hochblättern.
Blütezeit Juli bis September.

Standort, Verbreitung: Auf feuchten Wiesen und Salzböden der Küsten. Selten wildwachsend, häufig in Gärten gepflanzt. – Stammt aus dem Raum um das Schwarze Meer, in Mitteleuropa nur verwildert vorkommend.

Heilkräftige Pflanzenteile: Eibischwurzel (Althaeae radix), weniger die Blätter (Althaeae folium).

Hauptwirkstoffe: Schleime, Gerbstoff, Stärke, Zucker, Pektin.

Heilwirkung: Die Hauptwirkung der Schleimstoffe beruht darin, daß entzündete Schleimhäute abgedeckt und so vor weiteren »Angriffen« (Bakterien, Säuren) geschützt abheilen können. Daher wirkt Eibischwurzeltee reizlindernd bei Entzündungen des Mund- und Rachenraumes und Entzündungen von Magen, Darm und Blase. Auch bei Reizhusten und Bronchitis lindert Eibisch die Beschwerden.

Teezubereitung: Kaltauszug: 2 – 3 gehäufte Teelöffel (7 g) Eibischwurzel mit 150 ml Wasser kalt ausziehen; 1 Stunde unter Umrühren ziehen lassen, dann abseihen. Mehrmals täglich 1 Tasse frisch zubereiteten Tee lauwarm trinken.

Besondere Anwendungen: Äußerlich zum Gurgeln bei Mund- und Rachenentzündungen und zu feuchten Umschlägen bei Hautverletzungen und Furunkeln.
Fertigpräparate: Eibisch-Sirup ist Bestandteil zahlreicher Hustensäfte.

Teemischung: Bestandteil der TM 17 auf Seite 163.

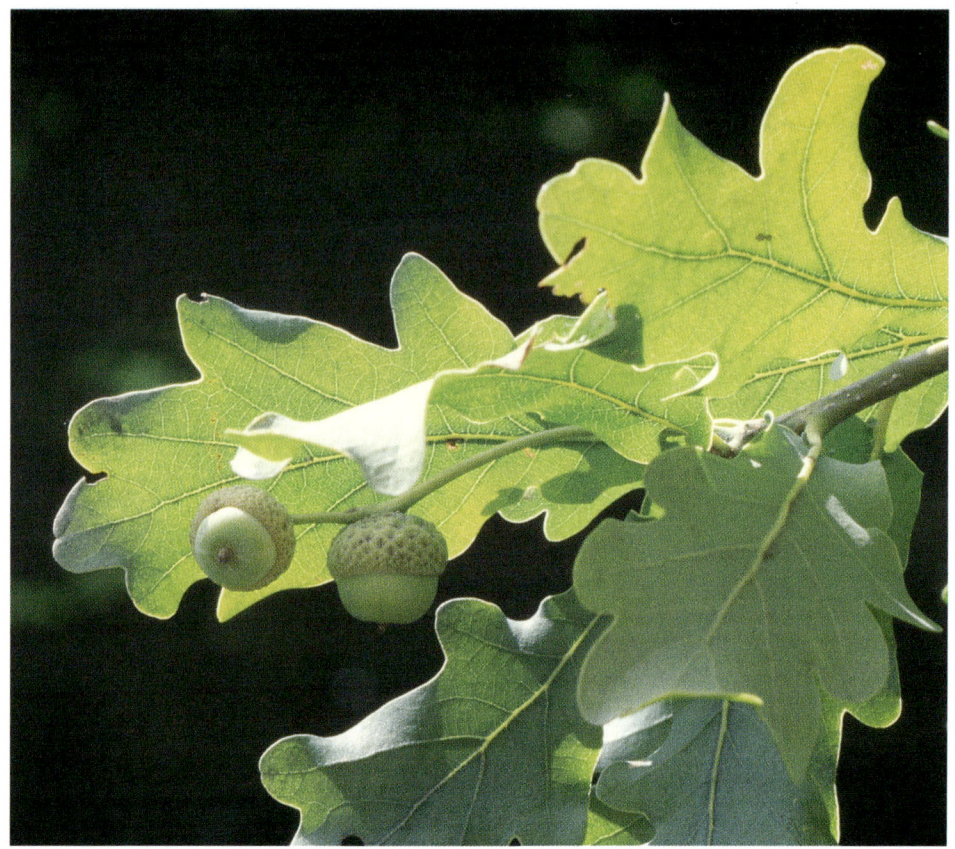

Eiche, Stieleiche

Quercus robur · **Fam. Buchengewächse** *Fagaceae*

Merkmale: Knorriger, breitkroniger Baum mit rissiger Borke. Die gelappten Blätter sind etwas unsymmetrisch, mit sehr kurzem Stiel; Laub-
fall im Herbst. Unscheinbare Blüten in Blütenständen: die männlichen
»Kätzchen« locker hängend, die weiblichen Blüten einzeln oder zu 2–5
auf langem Stiel.
Blütezeit Mai bis Juni.

Standort, Verbreitung: Auf nähr-stoffreichen Lehmböden in Eichen-Birken-Wäldern und Hartholzauen; bis 1000 m. – Wärmeres Europa.

Heilkräftige Pflanzenteile: Die Rinde der jüngsten Zweige, »Glanzrinde« (Quercus cortex).

Hauptwirkstoffe: Wichtige Gerb-stoffdroge.

Heilwirkung: Die Gerbstoffe wir-ken zusammenziehend auf die Schleimhäute sowie entzündungs-hemmend. Eichenrinde wird vor

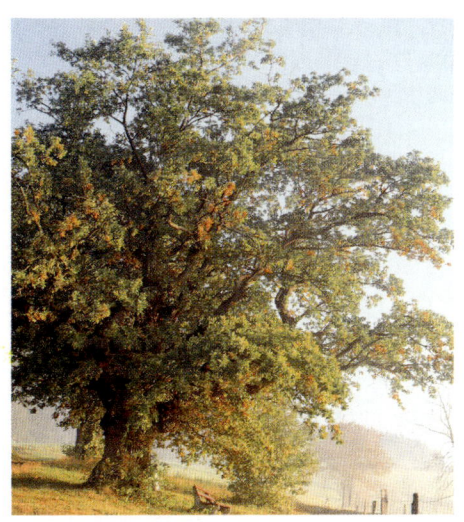

allem äußerlich zum Gurgeln bei Entzündungen im Mund-Rachen-Raum sowie zur Bereitung von feuchten Umschlägen und Bädern bei chronischen Hautausschlägen, Frostbeulen, Hämorrhoiden, bei nässen-den Ekzemen und Augenlidentzündungen verwendet.

Teezubereitung: Sowohl für die Anwendung als Gurgellösung als auch für Umschläge und Bäder wird der Tee als Abkochung zubereitet: 3 ge-häufte Eßlöffel (ca. 20 g) Eichenrinde mit 1/2 l Wasser 15 Min. kochen, abseihen und mit der unverdünnten Flüssigkeit Umschläge machen oder gurgeln. Täglich frische Abkochung zubereiten! Die Droge ist gelegent-lich auch in fertigen Teemischungen und Arzneimitteln enthalten.

Besondere Anwendung: Sehr bewährt ist die Abkochung für Sitzbäder bei Hämorrhoiden (20 Min. lang, täglich zweimal).
Zubereitung: 1 Handvoll Eichenrinde mit 1 l Wasser ca. 20 Min. ko-chen, abseihen, dem Bad zusetzen. Einfacher anzuwenden sind Fertig-extrakte aus der Apotheke.

Teemischung: Bestandteil der TM 28 auf Seite 171.

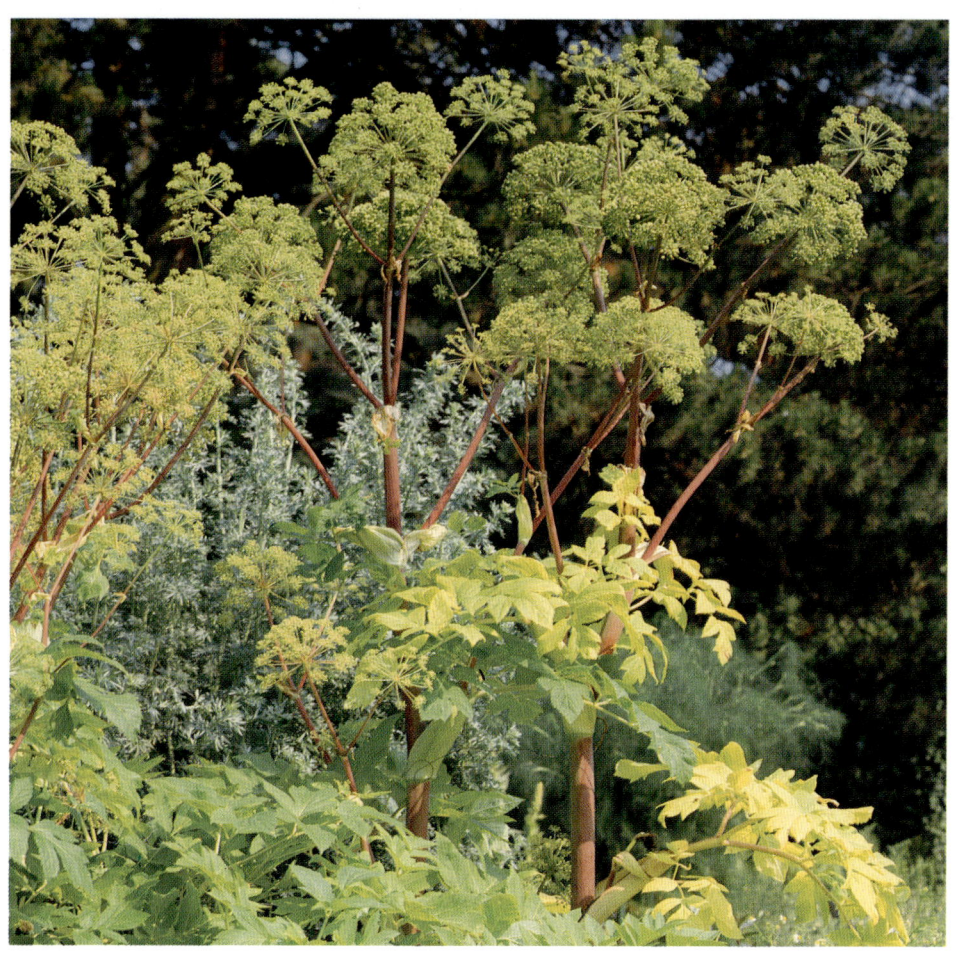

Engelwurz

Angelica archangelica
Fam. Doldenblütler *Apiaceae*

Merkmale: Kurzlebige, nach der Blüte absterbende, würzig-aromatische Hochstaude (bis 3 m hoch) mit rübenartigem Wurzelstock, kahlen, hellgrünen, sehr großen (bis 90 cm), 3fach geteilten Blättern und großen Dolden. Blüten grünlich oder gelblich, Früchte geflügelt.

Engelwurz

Standort, Verbreitung: In Dünentälern, feuchten Hochstaudenfluren, an Bachufern; auch kultiviert. – Nördliches Europa, Asien.

Heilkräftige Pflanzenteile: Der Wurzelstock (Angelicae radix).

Hauptwirkstoffe: Die Engelwurz gehört zur Gruppe der aromatischen Bittermittel (Amara aromatica): ätherisches Öl, Bitterstoffe. Außerdem Gerbstoff, Zucker, Furocumarine.

Heilwirkung: Wirksam bei Verdauungsbeschwerden und -schwäche. Regt die Magensaft- und Gallenproduktion an; wirksam gegen Völlegefühl und Blähungen, desinfizierend. Krampflösend bei nervösen Magenbeschwerden.

Teezubereitung: Besondere Zubereitung: 1 gehäuften Teelöffel (3 g) Engelwurzel mit 150 ml Wasser kalt ansetzen, zum Kochen erhitzen, wegstellen, 5–10 Min. ziehen lassen. 2–3 Tassen täglich mäßig warm vor den Mahlzeiten trinken.

Gegenanzeigen: Nicht bei Magen- und Darmgeschwüren anwenden.

Besondere Anwendungen: Engelwurz ist Bestandteil vieler Kräuterliköre (z. B. Chartreuse). Äußerliche Anwendung als Salbe und als Badezusatz bei Rheuma.

Nebenwirkungen: Wie bei allen Drogen mit ätherischen Ölen können bei Dauergebrauch und Überdosierung unerwünschte Nebenwirkungen auftreten (Magenbeschwerden, Erbrechen, Lähmungen).
Die Furocumarine erhöhen die Lichtempfindlichkeit der Haut. Daher sollte während der Dauer der Anwendung intensive Sonnenbestrahlung vermieden werden.

Teemischung: Bestandteil der TM 21 auf Seite 165 und der TM 23 auf Seite 167.

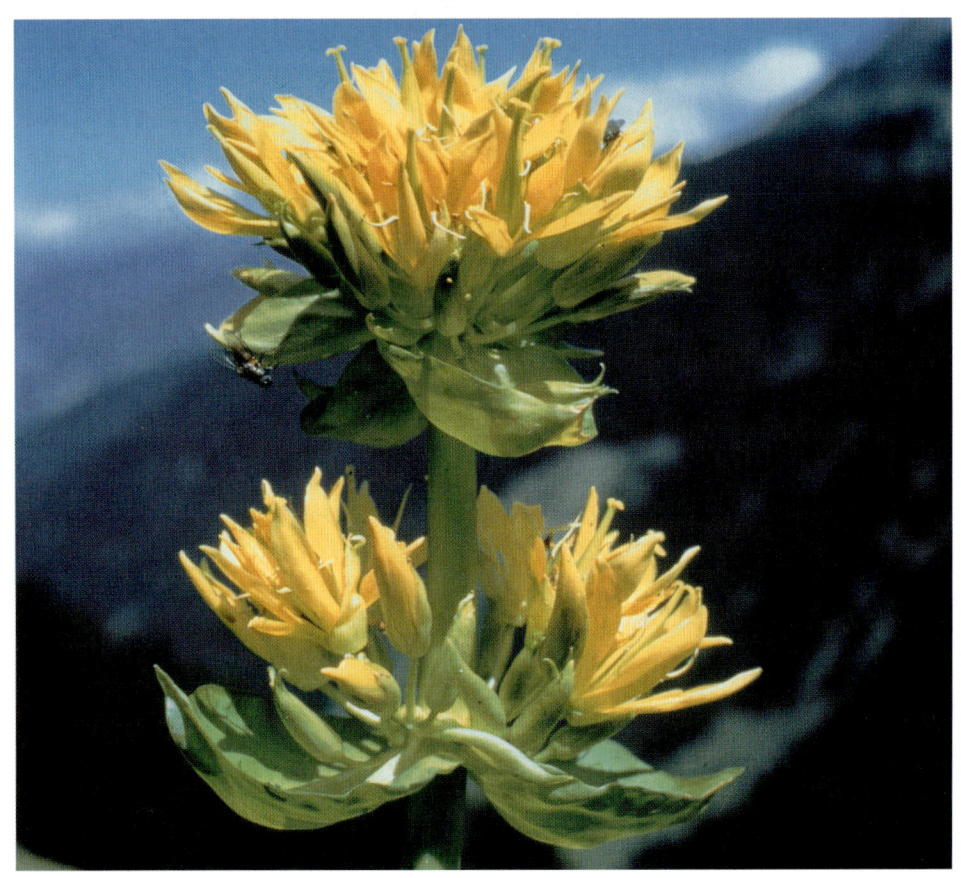

Enzian (Gelber)
Gentiana lutea
Fam. Enziangewächse *Gentianaceae*

Merkmale: Stattliche, hohe (bis 1,20 m), kahle Staude. Stengel unverzweigt, rund, hohl. Alte (über 20jährige) Wurzeln sind rübenartig dick, lang, verzweigt und mehrere Kilogramm schwer. Die eiförmigen, graugrünen Blätter werden bis 25 cm lang und stehen paarweise. Blüten goldgelb, in reichblütigen Blütenständen.
Blütezeit Juni bis August.

Standort, Verbreitung: Bergwiesen, Schutthalden, meist oberhalb 1000 m (bis 2 500 m), stellenweise massenhaft als Weideunkraut der Almen, heute durch Wurzelgräber an vielen Orten ausgerottet und daher geschützt. – Zerstreut in den europäischen Gebirgen.

Heilkräftige Pflanzenteile: Enzianwurzel (Gentianae radix).

Hauptwirkstoffe: Bitterstoff-Glykoside. Außerdem ätherisches Öl, gelbe Farbstoffe.

Heilwirkung: Lindernd bei Verdauungsbeschwerden, Völlegefühl und Blähungen. Die Enzianwurzel wirkt durch Anregung der Speichel- und Magensaftsekretion stark appetitanregend. Als Tonikum (Kräftigungsmittel) bei Schwächezuständen und Fieber.

Teezubereitung: Aufguß oder Kaltauszug: 1/2 Teelöffel (1,5 g) Enzianwurzel mit 150 ml kochendem Wasser übergießen, 5 – 10 Min. ziehen lassen oder kalt ansetzen und 8 Stunden ziehen lassen. Nicht kochen! Der Kaltauszug schmeckt weniger bitter! Mehrmals täglich 1/2 Stunde vor den Mahlzeiten 1 Tasse warm trinken.

Gegenanzeigen: Magen- und Darmgeschwüre.

Nebenwirkungen: Bei bitterstoffempfindlichen Personen können vereinzelt Kopfschmerzen auftreten. Tagesdosis 2 – 4 g Droge.

Besondere Anwendungen: Alkoholische Zubereitungen wie Enziantinktur aus der Apotheke (20 – 40 Tropfen auf 1/2 Glas Wasser vor den Mahlzeiten trinken) und Enzianschnaps wirken gut bei Verdauungsschwäche und Verdauungsstörungen sowie bei verschiedenen Schwächezuständen.

Teemischung: Bestandteil der TM 20 auf Seite 165.

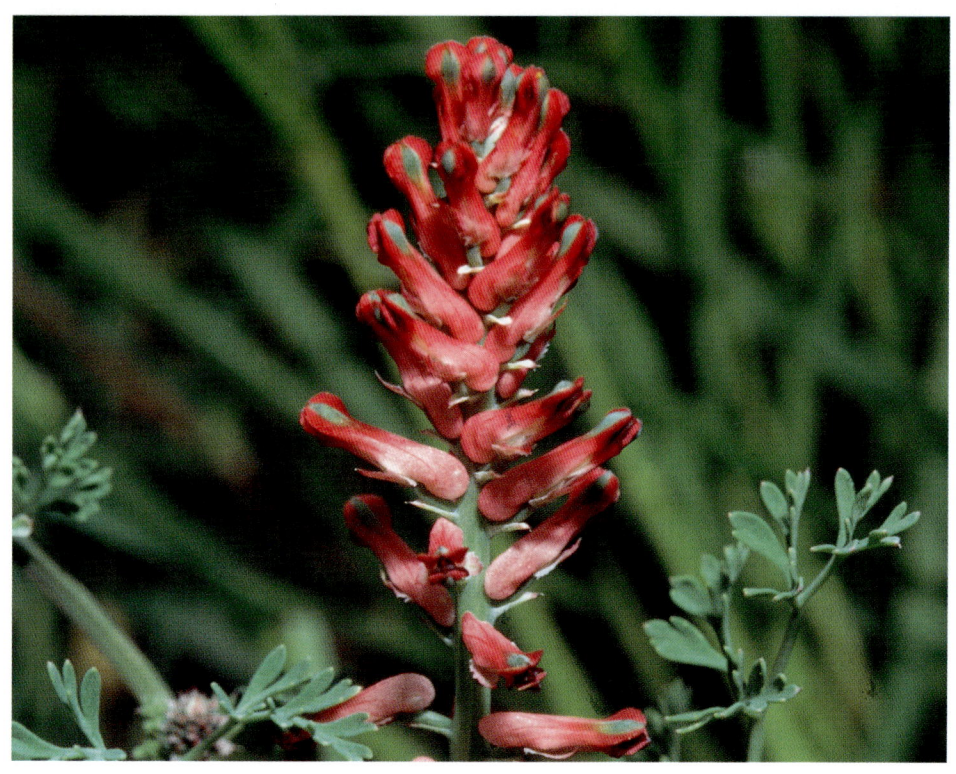

Erdrauch
Fumaria officinalis
Fam. Mohngewächse *Papaveraceae*

Merkmale: Zierliches, kahles, blaugrünes, einjähriges Kraut, bis 30 cm hoch mit zarten, doppelt gefiederten Blättern mit schmalen Zipfeln und endständigen Trauben kleiner (5 – 8 mm), purpurroter gespornter »Lippenblüten«. Frucht kugelig, 2 – 3 mm.
Blütezeit April bis Oktober.

Standort, Verbreitung: Auf Lehmböden in Äckern, Gärten, Weinbergen, an Mauern. – Mittelmeerraum, Europa, Westsibirien. Eingeschleppt in Nord- und Südamerika.

Heilkräftige Pflanzenteile: Erdrauchkraut (Fumariae herba).

Hauptwirkstoffe: Alkaloid-Gemische und Bitterstoffe, außerdem Fumarsäure.

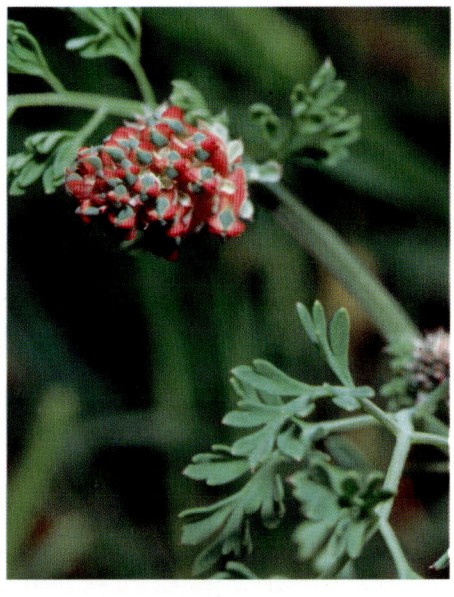

Heilwirkung: Krampflösend; besonders günstig wirkt der Erdrauch bei Gallenbeschwerden, da er eine regulierende Wirkung auf Unter- und Überproduktion des Gallensaftes ausübt. Durch allgemeine Anregung des Stoffwechsels wird eine entschlackende Wirkung erzielt. Daher ist Erdrauch auch häufig in Teemischungen gegen chronische Hautkrankheiten (Ekzeme) enthalten. Verschiedene pharmazeutische Fertigpräparate gegen Gallebeschwerden.

Teezubereitung: Aufguß: 1 gehäuften Teelöffel (2 g) Droge mit 250 ml siedendem Wasser übergießen, 10 Min. ziehen lassen, abseihen. 1–2 Tassen frisch zubereiteten Tee nach den Mahlzeiten trinken.

Hinweis: Der Erdrauch muß nach seinen Inhaltsstoffen als giftverdächtig bezeichnet werden, doch sind Vergiftungen – wohl wegen der Unscheinbarkeit der Pflanze und der schwachen Giftwirkung – bisher nicht bekannt geworden.
Synthetische Fumarsäure ist Bestandteil von Heilmitteln gegen Psoriasis.

Nebenwirkungen: In der angegebenen Dosierung nicht zu befürchten.

Teemischung: Bestandteil der TM 16 auf Seite 162.

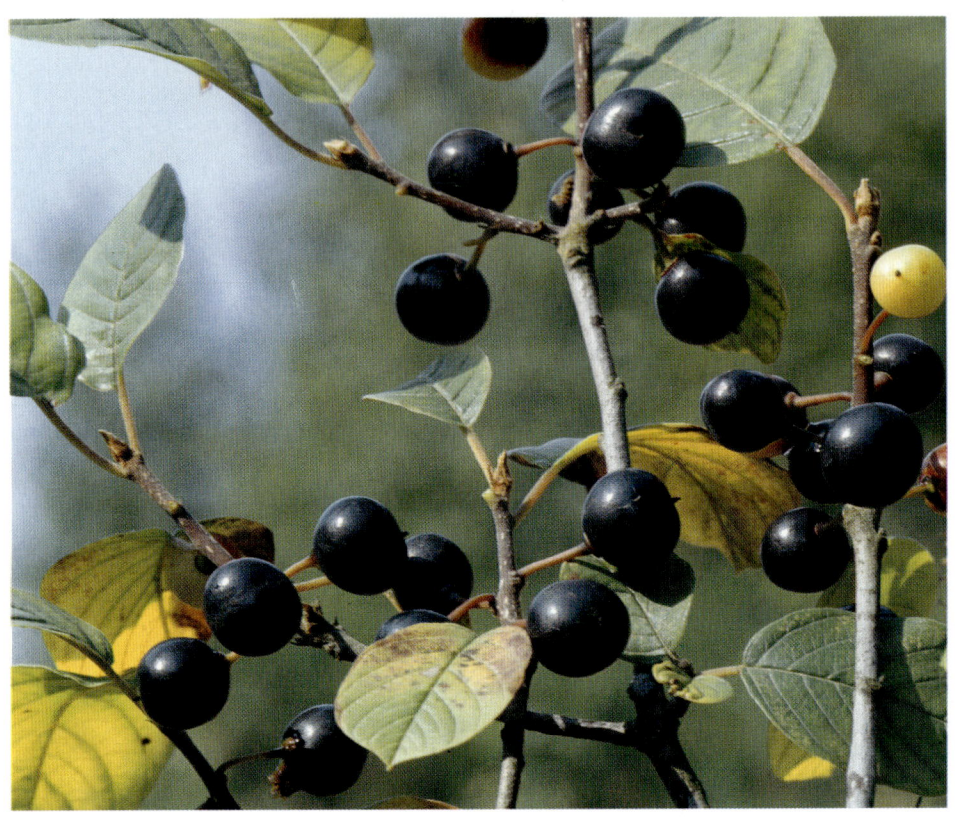

Faulbaum

Frangula alnus
Fam. Kreuzdorngewächse *Rhamnaceae*

Merkmale: Strauch oder kleiner Baum (bis 7 m hoch), mit glatter Borke, die durch auffallende weißliche Querporen getupft ist. Blätter eiförmig, ganzrandig. Blüten 5zählig, grünlich, in doldenartigen Blütenständen. Die schwarze Steinfrucht ist etwa 8 mm groß.
Blütezeit Mai bis Juli.

Standort, Verbreitung: In Hecken, lichten Auwäldern, Mooren, Föhrenwäldern. – Europa, Westsibirien.

58

Heilkräftige Pflanzenteile: Faulbaumrinde (Frangulae cortex) nach einjähriger Lagerung.

Hauptwirkstoffe: Anthrachinone; Gerbstoff, wenig Alkaloide.

Heilwirkung: Die Faulbaumrinde ist ein zuverlässig wirksames, mildes Abführmittel. Anwendung bei akuter und chronischer Verstopfung (Wirkung nach 6–8 Stunden). Gelegentlich als Bestandteil von Teemischungen zur Entschlackung und bei gestörter Funktion von Leber und Gallenblase sowie in

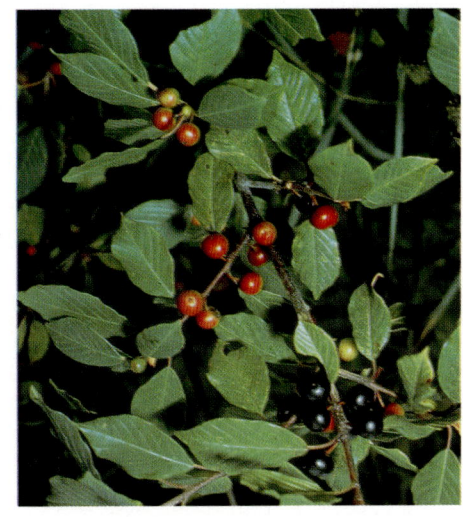

Hämorrhoidaltee, um einen weichen Stuhl herbeizuführen.

Teezubereitung: Kaltauszug oder Aufguß: 1/2 Teelöffel (1 g) der Rinde mit 150 ml Wasser kalt ausziehen oder mit kochendem Wasser überbrühen und 10–15 Min. ziehen lassen. 1–2 Tassen abends trinken.

Hinweis: Der Tee darf nur wenige Tage lang getrunken werden, da der Dauergebrauch einer anthrachinonhaltigen Droge zu Wasserverlust und Kaliumentzug führt.

Nebenwirkungen: Der Gebrauch der frischen Droge führt zu Erbrechen. Bei Dauergebrauch können verschiedene Störungen (Herz, Kreislauf, Ödeme) auftreten. Ballaststoffreiche Kost und viel Bewegung sind für eine normale Darmfunktion entschieden besser als Abführmittel!

Gegenanzeige: Darmverschluß. Nicht während der Schwangerschaft oder in der Stillzeit anwenden!

Teemischung: Bestandteil der TM 27 auf Seite 170.

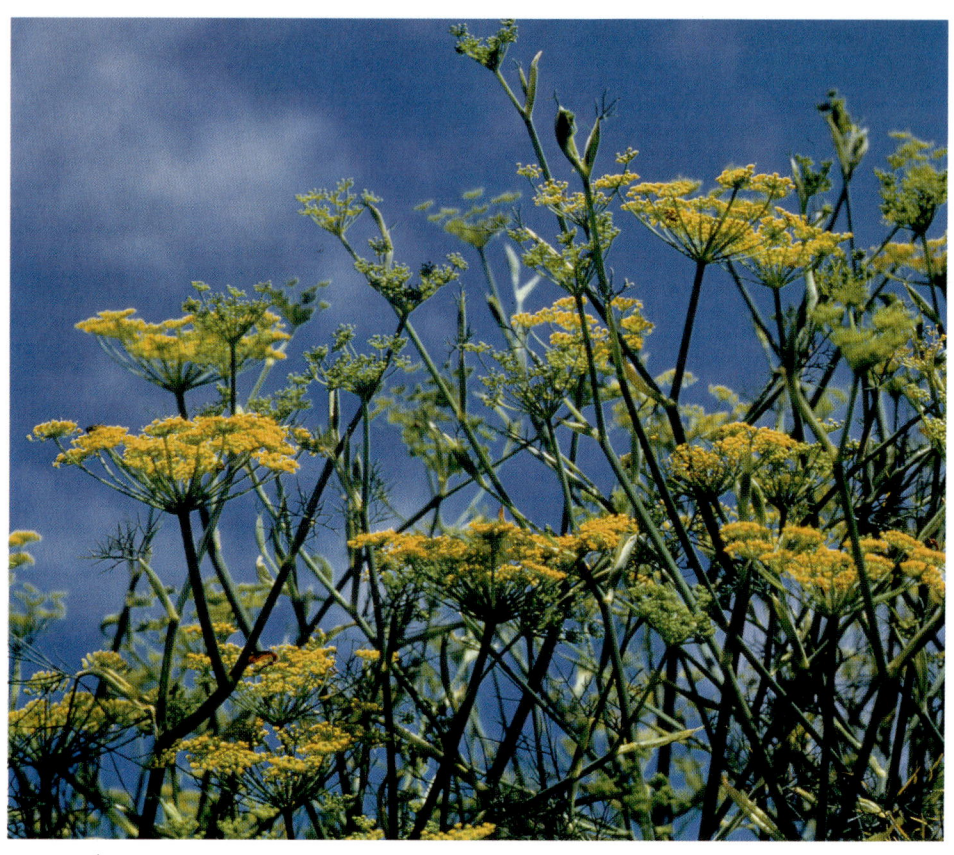

Fenchel

Foeniculum vulgare
Fam. Doldenblütler *Apiaceae*

Merkmale: Als Wildpflanze ist der Fenchel mehrjährig, in Kultur als Gemüsepflanze nur zweijährig. Die Fenchel-»Knollen« bestehen aus dem fleischigen Blattgrund. Bis 2 m hohe, ästige, kahle, blaugrüne, würzig-aromatische Staude mit fadenförmig zerteilten Blättern. Die Blüten sind gelb, in großen Dolden ohne Hüllblätter. Die Früchte sind gerieft.
Blütezeit Juli bis Oktober.

60

Standort, Verbreitung: Wild wachsend im Mittelmeerraum, sonst nur angebaut.

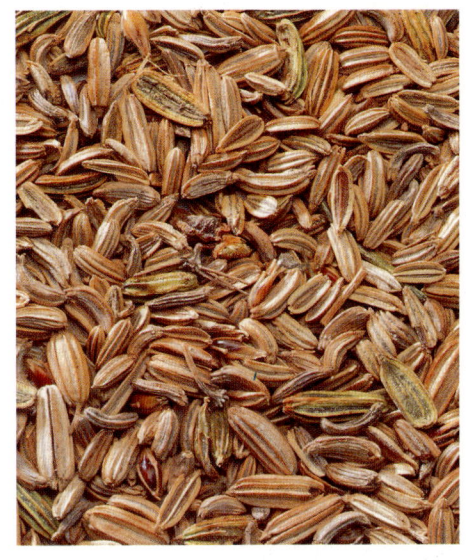

Heilkräftige Pflanzenteile: Reife Fenchelfrüchte (Foeniculi fructus).

Hauptwirkstoffe: Ätherisches Öl (vor allem Anethol). Weitere Inhaltsstoffe: fettes Öl.

Heilwirkung: Fenchel ist besonders bei Blähungen und krampfartigen Beschwerden im Magen-Darm-Trakt angezeigt. Besonders bei Durchfall und Verdauungsbeschwerden von Kleinkindern ist er wirksam. Außerdem ist seine schleimlösende, auswurffördernde und lindernde Wirkung günstig bei Husten bzw. Atemwegserkrankungen.

Teezubereitung: Aufguß: Die zerstoßenen Früchte (1–3 gehäufte Teelöffel, 7–8 g) mit 150 ml kochendem Wasser übergießen, 5–10 Min. bedeckt ziehen lassen. 2–4 Tassen frisch zubereiteten Tee täglich warm zwischen den Mahlzeiten, mit Honig süßen. Bei Verdauungsstörungen 2 Tassen ungesüßt nach den Mahlzeiten. Bei Säuglingen kann der Tee auch Milch oder Brei beigemischt werden.

Besondere Anwendungen: Äußerlich anwendbar für Waschungen bei Augenlidentzündungen, am besten mit Hilfe der »Augenbadewanne« (in der Apotheke erhältlich). Auch feucht-warme Umschläge sind hilfreich. Bestandteil vieler Abführteemischungen. Zahlreiche Fertigpräparate.

Teemischung: Bestandteil der TM 2 auf Seite 152, der TM 5 auf Seite 154, der TM 10 auf Seite 158, der TM 17/18 auf Seite 163/164, der TM 23 auf Seite 167 und der TM 27 auf Seite 170.

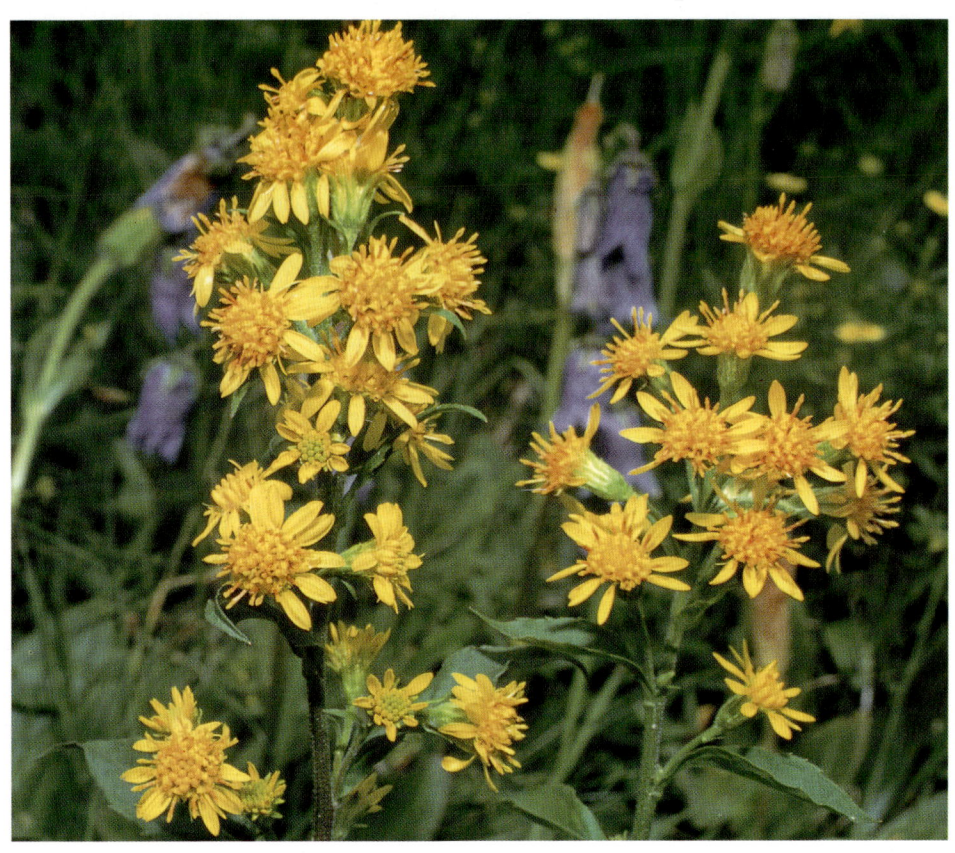

Goldrute

Solidago virgaurea
Fam. Korbblütler *Asteraceae*

Merkmale: Staude mit kurzem, kräftigem Wurzelstock. Stengel bis 100 cm hoch, unten bräunlich-purpurn. Blätter gestielt, länglich-eiförmig, grob gesägt, bis 10 cm lang. Der Blütenstand ist eine dichte Rispe aus verzweigten Ästen mit zahlreichen gelben Blütenköpfchen. Die Goldrute der höheren Berglagen (bis 2800 m) ist niedriger und besitzt weniger, dafür aber größere Blütenköpfe.
Blütezeit August bis Oktober.

Standort, Verbreitung: Waldlichtungen und Waldränder; auf Dünen. – Europa, Nord- und Westasien, Nordafrika, Nordamerika.

Heilkräftige Pflanzenteile: Goldrutenkraut (Virgaureae herba). Heute wird häufiger das Kraut der amerik. Riesengoldrute (Solidaginis giganteae herba) verwendet.

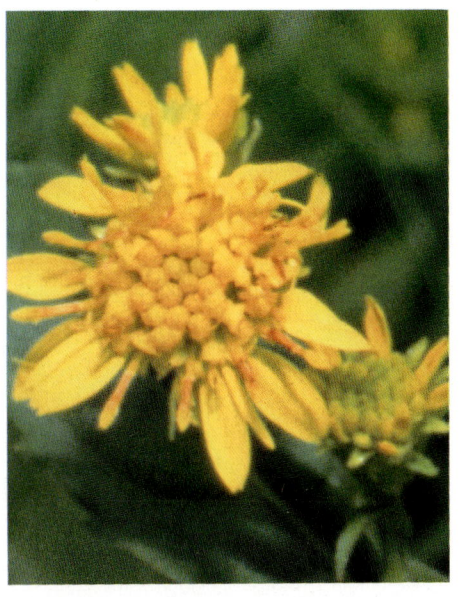

Hauptwirkstoffe: Saponine, Flavonoide (Quercetin), ätherisches Öl, Catechine und Bitterstoffe.

Heilwirkung: Schwach krampflösend, wassertreibend und entzündungshemmend. Durchspülungstherapie zur Erhöhung der Harnausscheidung bei Nieren- und Blasenentzündungen. Durch die entwässernde Wirkung ist die Goldrute auch stoffwechselanregend und somit bei Hauterkrankungen, Rheuma, Gicht wirksam. Zur Vorbeugung gegen Harnsteine und Nierengrieß geeignet. Auch bei Venenerkrankungen erfolgversprechend (gefäßabdichtende und entzündungshemmende Flavonoidwirkung auf die Gefäßwände).

Teezubereitung: Aufguß: 1 – 2 gehäufte Teelöffel (2 g) Goldrutenkraut mit 150 ml kochendem Wasser übergießen, 10 Min. ziehen lassen. 3 Tassen pro Tag zwischen den Mahlzeiten trinken. Tagesdosis 6 – 12 g.

Gegenanzeige: Wasseransammlungen (Ödeme) infolge verringerter Herz- oder Nierentätigkeit. Bei Nierenentzündungen nur nach Rücksprache mit dem Arzt anwenden.

Teemischung: Bestandteil der TM 6/7 auf Seite 155.

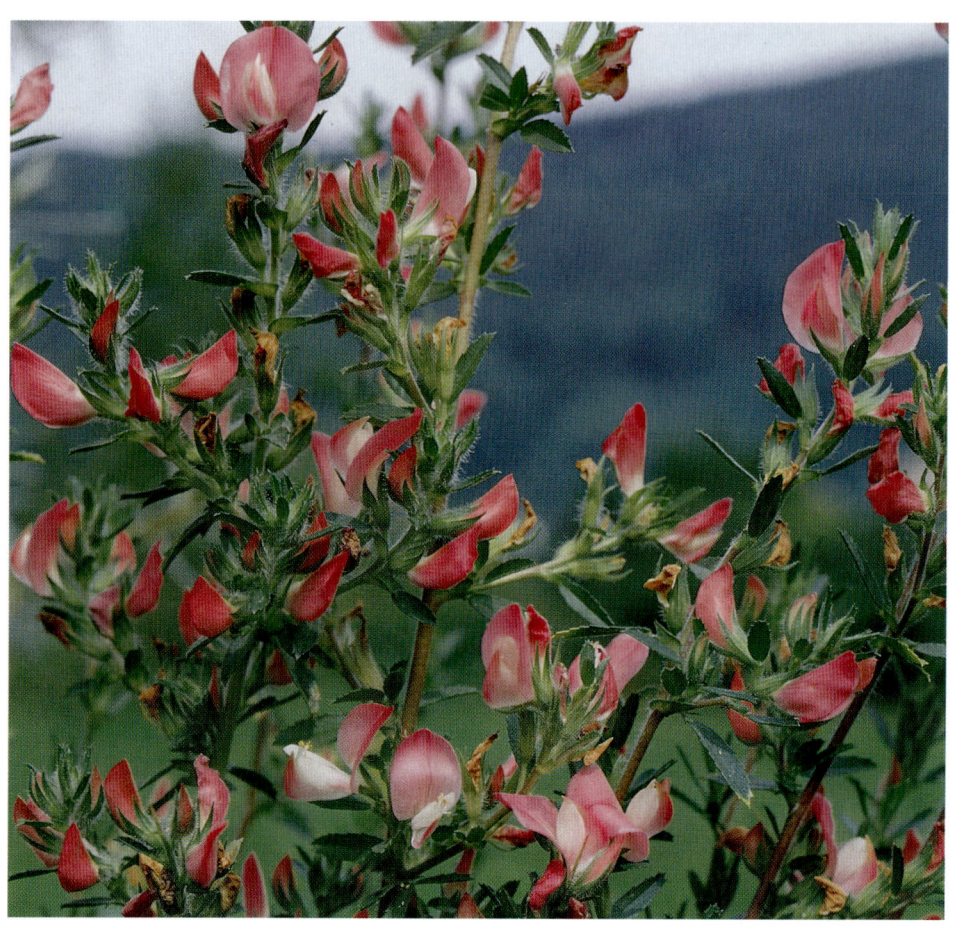

Hauhechel

Ononis spinosa
Fam. Schmetterlingsblütler *Fabaceae*

Merkmale: Dorniger, drüsig behaarter Halbstrauch, bis 60 cm hoch, mit kräftiger Pfahlwurzel. Die 3zähligen Blätter fein gezähnt. Blütenrispe aus Kurztrieben mit je 1–3 hellpurpurnen Blüten (1,2 cm lang). Fruchthülse eiförmig, von Drüsenhaaren klebrig. Formenreich.
Blütezeit Juni bis September.

Standort, Verbreitung: In mageren, trockenen Wiesen. – Europa, Westasien, Nordafrika.

Heilkräftige Pflanzenteile: Hauhechelwurzel (Ononidis radix).

Hauptwirkstoffe: Ätherisches Öl, Saponin, Flavonoide, außerdem Gerbstoff.

Heilwirkung: Die Saponine bewirken eine Steigerung der Harnausscheidung (Durchspülung). Bewährte Heilpflanze bei Blasenkatarrh, Harngrieß. Zur Vorbeugung gegen Nierensteine. Auch in Teemischungen zur Stoffwechselanregung (Entschlackung) geeignet.

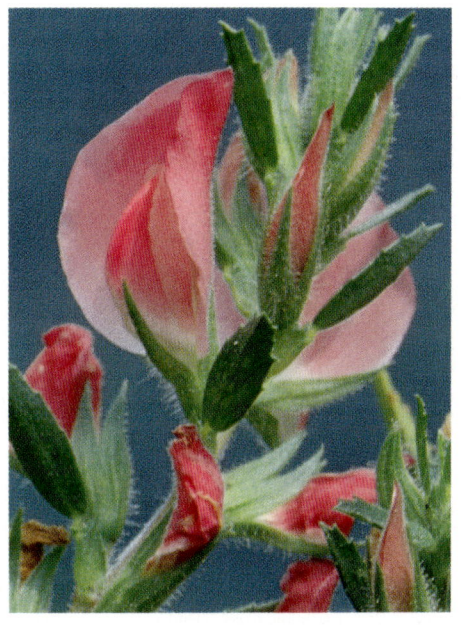

Teezubereitung: Aufguß: 2 gehäufte Teelöffel (4 g) Hauhechelwurzel mit 150 ml kochendem Wasser übergießen, 20 Min. bedeckt ziehen lassen. 2–3mal täglich 1 Tasse zwischen den Mahlzeiten. Tagesdosis 6–12 g Droge.

Hinweis: Tee nur wenige Tage lang anwenden, dann eine mehrtägige Pause einlegen. Auf reichliche Flüssigkeitszufuhr achten!
Die wassertreibenden Inhaltsstoffe sind flüchtig, deshalb als Aufguß zubereiten und nicht, wie bei Wurzeldrogen üblich, abkochen.

Gegenanzeige: Wasseransammlungen (Ödeme) infolge verringerter Herz- oder Nierentätigkeit.

Teemischung: Bestandteil der TM 6/7 auf Seite 155.

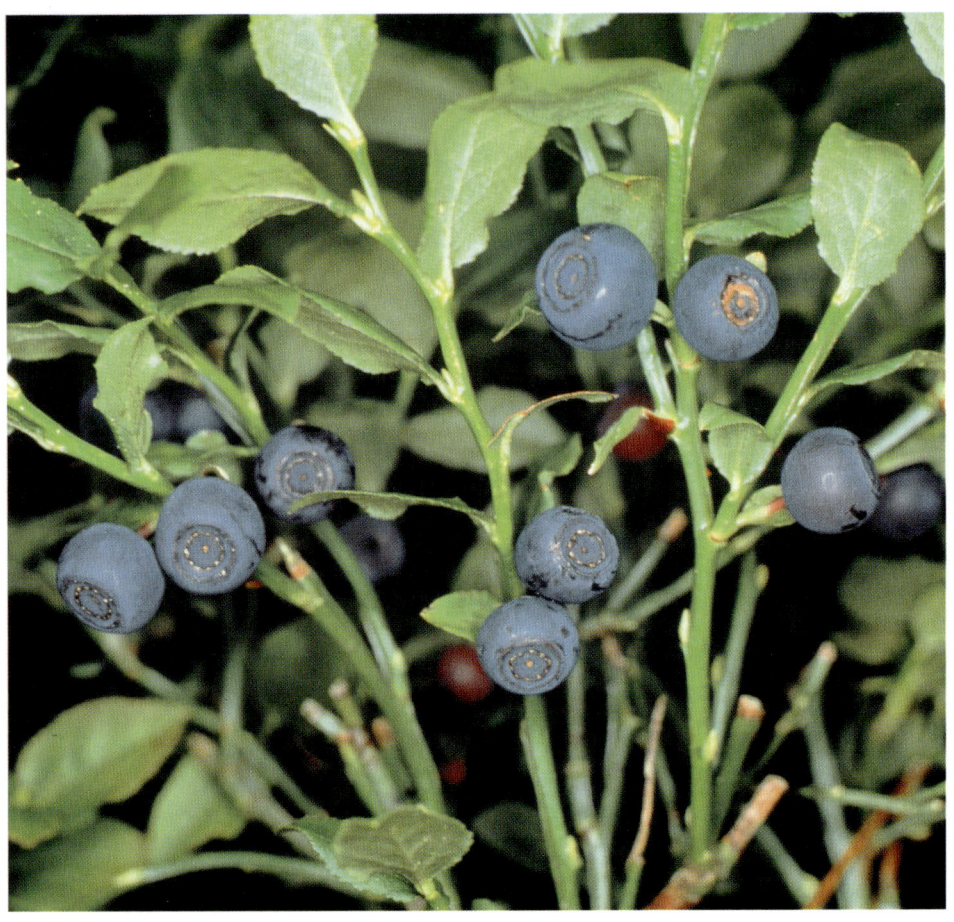

Heidelbeere

Vaccinium myrtillus
Fam. Heidekrautgewächse *Ericaceae*

Merkmale: Verzweigter Kleinstrauch (10–50 cm) mit kantigen grünen Zweigen. Blätter sommergrün, eiförmig, Blüten weiß, glockig mit 5 Zipfeln. Die Frucht ist eine saftige schwarze Beere, das Fruchtfleisch färbt dunkelpurpurn.
Blütezeit Mai bis Juni, Fruchtreife Juli, August.

Standort, Verbreitung: Im Unterwuchs der Nadelwälder sowie in alpinen »Zwergstrauchheiden« bis 2800 m. – Nord- und Mitteleuropa, vor allem in den Gebirgen; Nordasien, westliche USA.

Heilkräftige Pflanzenteile: Getrocknete Heidelbeerenfrüchte (Myrtilli fructus).

Hauptwirkstoffe: Gerbstoff, Anthocyane (blauer Farbstoff), Flavonoide, Zucker, Pektine, Vitamine.

Heilwirkung: Die Heidelbeere ist ein gutes Heilmittel bei unspezifischem, akutem Durchfall (auch für Kleinkinder): entweder getrocknete Beeren kauen (Speichel wird violett!) oder besser (vor allem für Kinder) in Form eines Tees anwenden!

Teezubereitung: Abkochung: 2 Eßlöffel (16 g) getrocknete Beeren mit 150 ml Wasser ansetzen, 10 Min. kochen, abseihen. 3mal täglich 1 Tasse trinken. Tagesdosis 20 – 60 g.

Hinweis: Heidelbeerblätter als Tee gegen Zuckerkrankheit haben gefährliche Nebenwirkungen und sollten daher keinesfalls mehr verwendet werden.

Nebenwirkungen: Bei sehr empfindlichen Personen können die winzigen Kerne der Heidelbeeren Reizungen der Magenschleimhaut verursachen. Auf jeden Fall muß der Arzt aufgesucht werden, wenn ein Durchfall nach 3 – 4 Tagen nicht abklingt.

Besondere Anwendungen: Tee äußerlich zum Gurgeln bei leichten Entzündungen der Mund- und Rachenschleimhaut.

Teemischung: Bestandteil der TM 11 auf Seite 159.

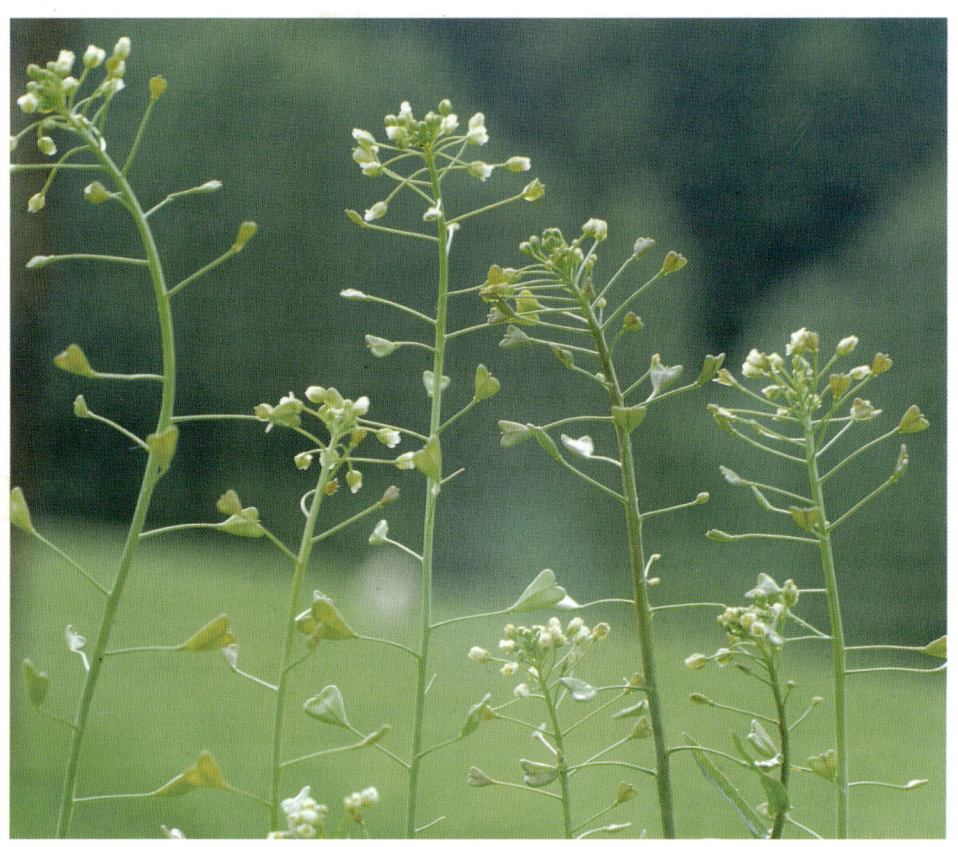

Hirtentäschel

Capsella bursa-pastoris
Fam. Kreuzblütler *Brassicaceae*

Merkmale: Meist behaartes, seltener kahles (1- bis 2jähriges) Kraut mit tief und schmal gelappten, dem Boden angepreßten, dunkelgrünen Blättern (»Rosette«). Stengel einfach oder verzweigt, bis 50 cm hoch, Stengelblätter ungeteilt mit pfeilförmigem Grund. Blütenstand eine Traube, Blüten weiß. Fruchtschötchen an waagrecht abstehenden Stielen, 3eckig-herzförmig, flach, 5 – 8 mm.
Blütezeit fast ganzjährig.

Standort, Verbreitung: Häufig in gedüngten Wiesen, auf Schuttplätzen, an Wegrändern. – Europa; als Kulturbegleiter fast weltweit verbreitet.

Heilkräftige Pflanzenteile: Hirtentäschelkraut (Bursae pastoris herba).

Hauptwirkstoffe: Das Alkaloid Acetylcholin und Flavonoide.

Heilwirkung: Sie ist immer noch umstritten, doch scheint eine (oft nur schwache und wegen des offenbar schwankenden Wirkstoffgehalts unsichere) blutstillende Wirkung (vor allem bei Menstruationsbeschwerden sowie Nasenbluten) gesichert. Neuerdings ist eine blutdruckregulierende Wirkung festgestellt worden, die das Hirtentäschel wie Weißdorn und Mistel als Heilpflanze bei Herz-Kreislauf-Beschwerden vor allem älterer Menschen empfiehlt. Äußerliche Anwendung bei oberflächlichen blutenden Hautverletzungen.

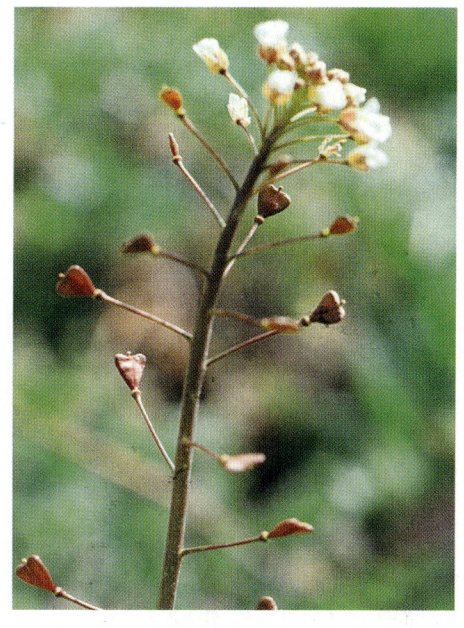

Teezubereitung: 2 gehäufte Teelöffel (2 g) Hirtentäschelkraut mit 1/4 l kochendem Wasser übergießen, 10 Min. ziehen lassen, abseihen. 2 Tassen täglich trinken. Mittlere Tagesdosis 10 – 15 g Droge.

Nebenwirkungen: In der angegebenen Dosierung nicht zu befürchten.

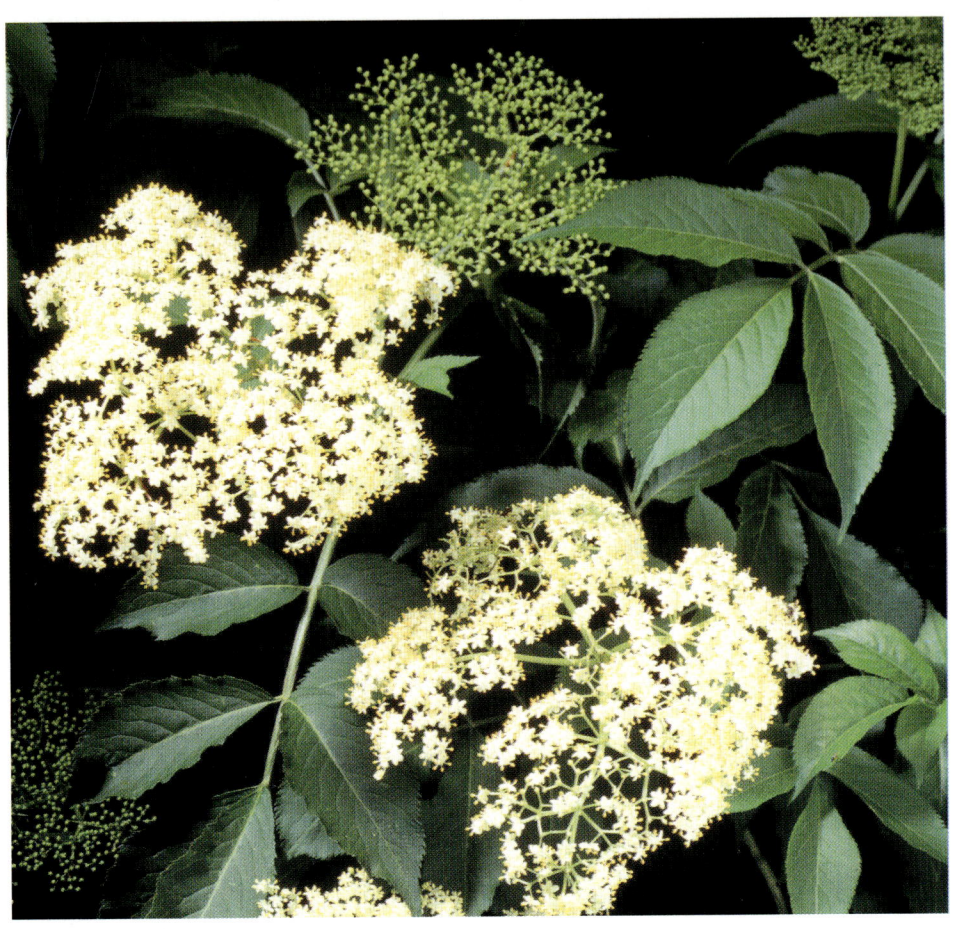

Holunder

Sambucus nigra
Fam. Geißblattgewächse *Caprifoliaceae*

Merkmale: Sträucher oder kleine Bäume mit markgefüllten Zweigen; Borke hellbraun, mit warzigen Poren. Blätter gegenständig, unpaarig gefiedert; die gelbweißen Blüten stark duftend, in großen Trugdolden. Fruchtstand hängend, Früchte schwarze, stark violett färbende Steinbeeren. Blütezeit Juni bis Juli.

70

Standort, Verbreitung: Au-
wälder; Hausbaum im Be-
reich menschlicher Siedlun-
gen. – Europa, Westsibirien.

Heilkräftige Pflanzenteile:
Holunderblüten (Sambuci flos).

Hauptwirkstoffe: Ätherisches
Öl, Flavonoide, in Spuren
Blausäure-Glykosid.

Heilwirkung: Stärkt die Abwehrkraft! Als Tee (lauwarm
getrunken) wirkt der Holunder vorbeugend bei Erkäl-
tungskrankheiten und Grippe;
bei fieberhaften Erkältungen
(möglichst heiß getrunken)

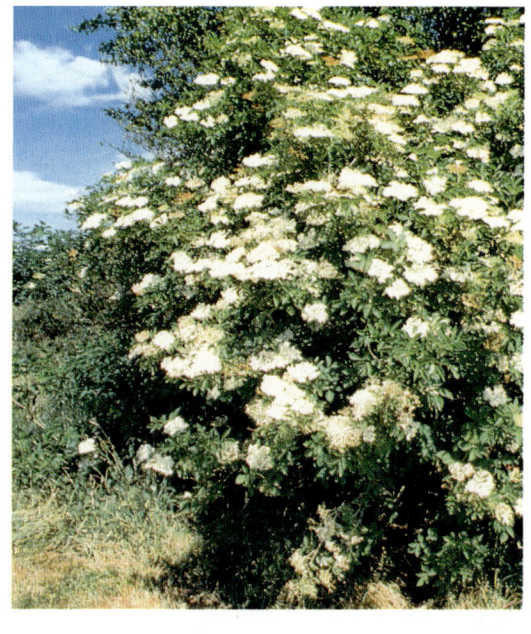

als »Schwitztee«. Auch Inhalationen wirken lindernd bei Schnupfen,
Bronchitis, Keuchhusten. Stark schweißtreibend, wirkt entschlackend
(unreine Haut, Rheuma, Gicht), vermehrt die Bronchialsekretion.

Teezubereitung: Aufguß: 2–3 gehäufte Teelöffel (4–6 g) Holunderblüten werden mit 150 ml siedendem Wasser übergossen, 5 Min. ziehen
lassen. Mehrmals täglich 1 Tasse des frisch zubereiteten Tees heiß trinken, besonders abends vor dem Zubettgehen. Mittlere Tagesdosis
10–15 g Droge.

Besondere Anwendungen: Tee auch für Inhalationen geeignet. Aus den
Beeren werden Holundersaft und Holundermus gekocht (enthalten Mineralstoffe und Vitamine); wirksam als mildes Abführmittel.

Teemischung: Bestandteil der TM 10 auf Seite 158, der TM 12/13 auf
Seite 160, der TM 26/27 auf Seite 169/170 und der TM 29 auf Seite 172.

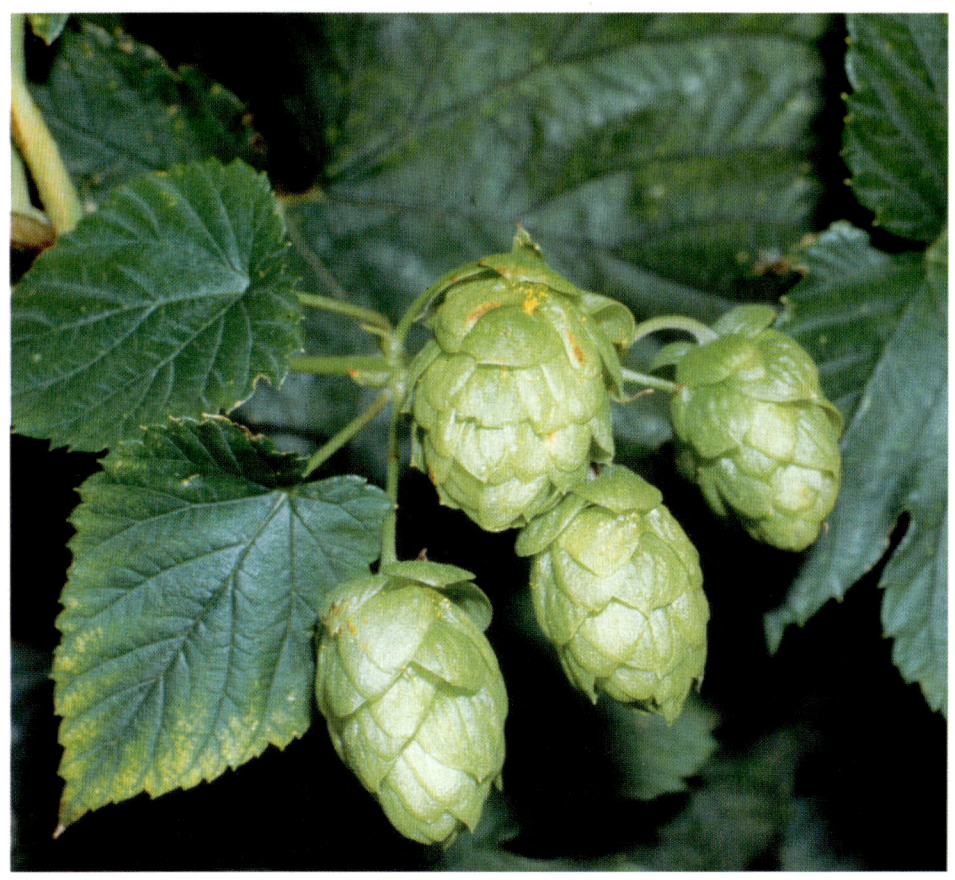

Hopfen

Humulus lupulus
Fam. Hanfgewächse *Cannabaceae*

Merkmale: Ein- oder mehrjährige Schlingpflanze mit rauher Behaarung (mehrere Meter lang) mit dunkelgrünen, weinlaubartigen Blättern. Die unscheinbaren männlichen Blüten bilden einen lockeren Blütenstand, die weiblichen einen dichten Zapfen, der von Drüsenschuppen bedeckt ist. Männliche und weibliche Pflanzen.
Blütezeit Mai.

Standort, Verbreitung: In Auwäldern und Gebüschen; als Kulturbegleiter. Häufig als Bierwürze kultiviert. – Südeuropa, Westasien.

Heilkräftige Pflanzenteile: Hopfenzapfen (Lupuli strobuli).

Hauptwirkstoffe: Harzsubstanzen mit Bitterstoffen, Flavonoide, ätherisches Öl.

Heilwirkung: Hopfen hat durch die vielfältige Kombination von Inhaltsstoffen mehrere Wirkungen: Wichtig ist vor allem die dämpfende Eigenschaft bei nervösen Erregungszuständen (wobei der Wirkmechanismus nicht bekannt ist).

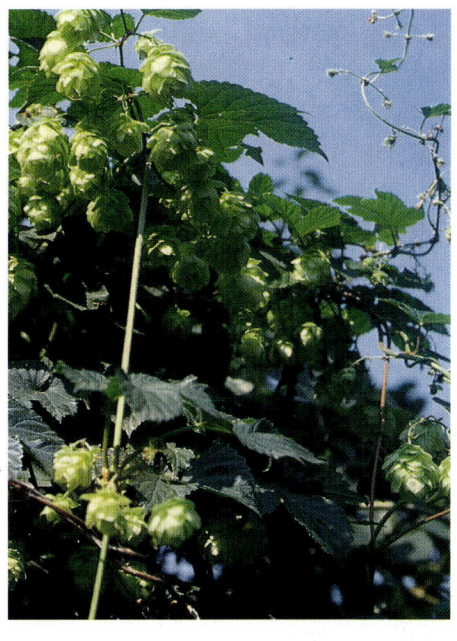

Deshalb eignet sich Hopfen bei Einschlafstörungen, leichten Depressionen und nervösen Beschwerden während der Wechseljahre. Hopfenkissen sind einschlaffördernd. Daneben ist Hopfen durch den Bitter- und Gerbstoffgehalt auch eine appetitanregende und zugleich heilende Droge bei nervösen Störungen im Magen-Darm-Trakt. Eine hormonähnliche Wirkung rechtfertigt die Anwendung bei Wechseljahrbeschwerden.

Teezubereitung: 2 gehäufte Teelöffel (2 g) Hopfenzapfen mit 150 ml kochendem Wasser übergießen, 10–15 Min. bedeckt ziehen lassen. 2–3mal täglich 1–2 Tassen trinken.

Teemischung: Bestandteil der TM 1 und 3 auf Seite 152.

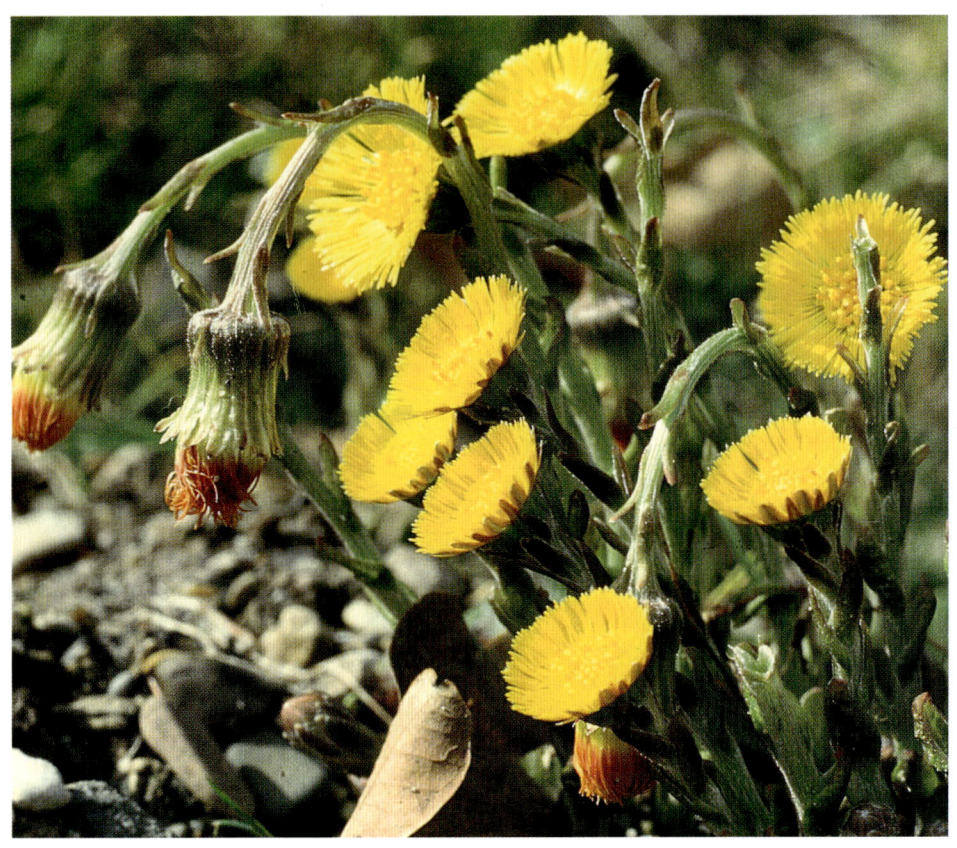

Huflattich

Tussilago farfara
Fam. Korbblütler *Asteraceae*

Merkmale: Aus dem Wurzelstock und den unterirdischen Ausläufern entspringen im Frühjahr vor den Blättern die wolligen, rotschuppigen Blütensprosse. Blütenköpfe einzeln, etwa 12 mm Durchmesser, goldgelb. Alle Laubblätter am Boden entspringend, im Umriß rundlich (bis 20 cm), buchtig gezähnt mit dicken schwärzlichen Spitzchen, unterseits weißfilzig, der Stiel zusammengedrückt, oberseits tief gefurcht.
Blütezeit Februar bis Mai, in Berglagen bis August.

Verwechslungsmöglichkeit: Nur bei den Blättern! Die Pestwurzblätter sind größer, die Blütenköpfchen weiß oder rosa.

Standort, Verbreitung: Erstbesiedler auf feuchten Lehmböden: herdenweise in Kiesgruben, an Straßenböschungen, in Lawinenbahnen, auf Moränen. – Europa bis Nordskandinavien, Asien, Atlas, in Nordamerika eingeschleppt.

Heilkräftige Pflanzenteile: Huflattichblätter (Farfarae folium = Folia Tussilaginis).

Hauptwirkstoffe: Schleimstoffe, Gerbstoff, in sehr geringen Mengen Alkaloide.

Heilwirkung: Die Schleimstoffe decken die entzündeten Schleimhäute ab und beschleunigen dadurch den Heilungsprozeß. Altbekannte hervorragende Wirkung bei Bronchialkatarrh und Reizhusten; erleichtert das Abhusten von Schleim. Auch bei Schleimhautentzündungen im Magen-Darm-Trakt (Tee dann nicht süßen) wirksam.

Teezubereitung: 2 gehäufte Teelöffel (2 g) fein geschnittene Blätter mit 1/4 l kochendem Wasser übergießen, 10 Min. ziehen lassen, abseihen. 3mal täglich 1 Tasse (als Hustentee mit Honig süßen) trinken, besonders morgens nach dem Aufstehen und abends vor dem Schlafengehen.

Hinweis: Im Teeaufguß ist die Alkaloidmenge sehr gering; bei kurzzeitiger Anwendung ist eine Nebenwirkung praktisch auszuschließen. Dennoch ist vom Dauergebrauch abzuraten. Eine Teckur sollte auf max. 4 – 6 Wochen im Jahr begrenzt werden (Gefahr von Leberschädigung!). Die Tagesdosis sollte dabei 6 g nicht überschreiten.

Gegenanzeige: Während der Schwangerschaft, der Stillzeit und bei Kleinkindern sollte Huflattich nicht verwendet werden.

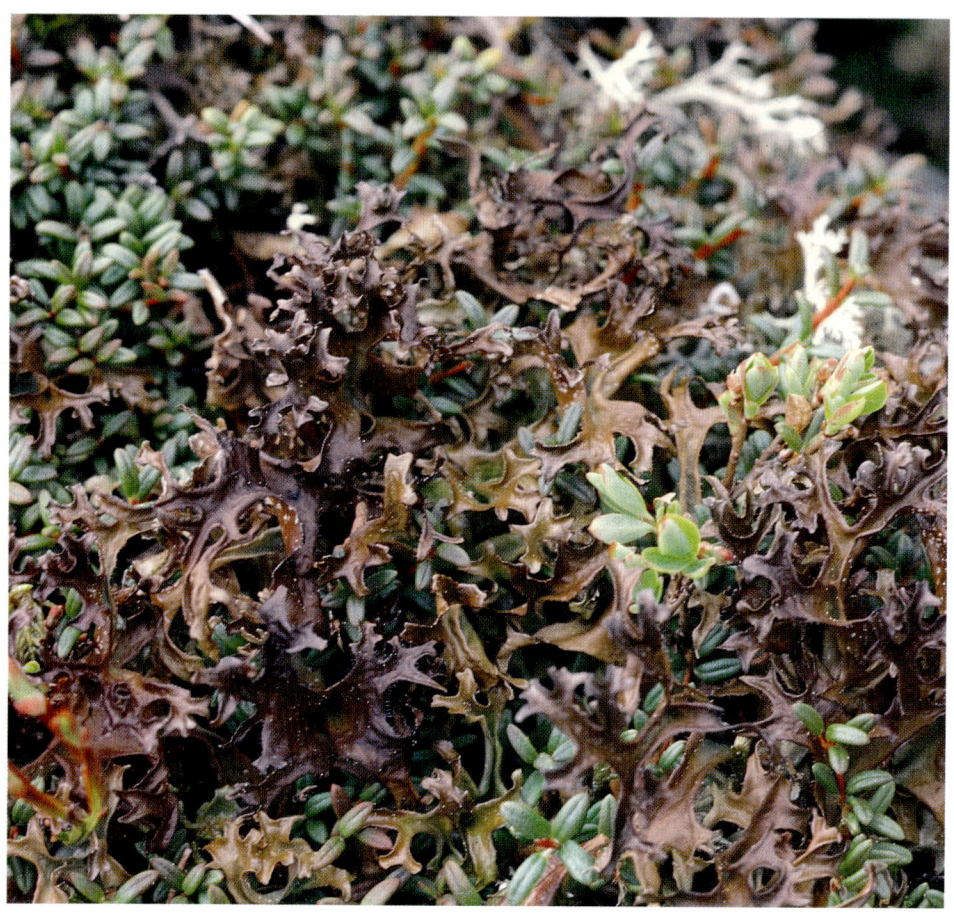

Isländisch Moos
Cetraria islandica
***Fam.** Parmeliaceae*

Merkmale: Das Isländisch »Moos« hat botanisch mit Moosen gar nichts zu tun (außer daß beide zu den blütenlosen »niedrigen Pflanzen« gehören), sondern zählt zur Gruppe der Flechten. Flechten sind Zwitter-wesen aus der Symbiose von Pilzen und Algen, die ganz neue Formen und neue Inhaltsstoffe erfunden haben. Das Isländisch Moos ist eine

Strauchflechte, die je nach Standort verschieden gefärbt ist (im feuchten Schatten grün, an trockenen Orten dunkelbraun).

Standort, Verbreitung: Bodenflechte in Heiden und Wäldern, bis in die alpine Höhenstufe. – Auf der Nordhalbkugel verbreitet.

Heilkräftige Pflanzenteile: Die ganze Flechte (Lichen islandicus = Cetrariae lichen).

Hauptwirkstoffe: Schleimstoffe, antibiotische Bitterstoffe (Flechtensäure), Vitamine.

Heilwirkung: Als Schleimdroge wirkt Isländisch Moos stark reizmildernd bei Erkältungskrankheiten, Katarrhen, chronischer Bronchitis, Reizhusten. Die Bitterstoffe wirken bei Magen-Darm-Beschwerden verdauungsfördernd und appetitanregend sowie regulierend auf die Darmtätigkeit bei Durchfall wie auch Verstopfung; normalisiert die Magensäure bei Verdauungsstörungen. Am Heilerfolg dürfte auch eine gewisse antibiotische Wirkung der Flechtensäuren beteiligt sein.

Teezubereitung: Besondere Zubereitung: Als Hustentee 1 gehäuften Teelöffel (1 g) Flechte mit 150 ml Wasser kalt ansetzen, zum Sieden erhitzen, wegstellen, 10 Min. ziehen lassen. 2–3 Tassen täglich trinken. Der Tee wird weniger bitter, wenn das erste Kochwasser weggeschüttet und er nochmals mit kochendem Wasser aufgebrüht und einige Minuten ausgezogen wird. Eventuell leicht süßen.
Für die Magenteeanwendung wird die Teedroge kalt ausgezogen (der Bitterwert nimmt durch das Kochen ab).
Tagesdosis 4–6 g Droge.

Teemischung: Bestandteil der TM 17 auf Seite 163.

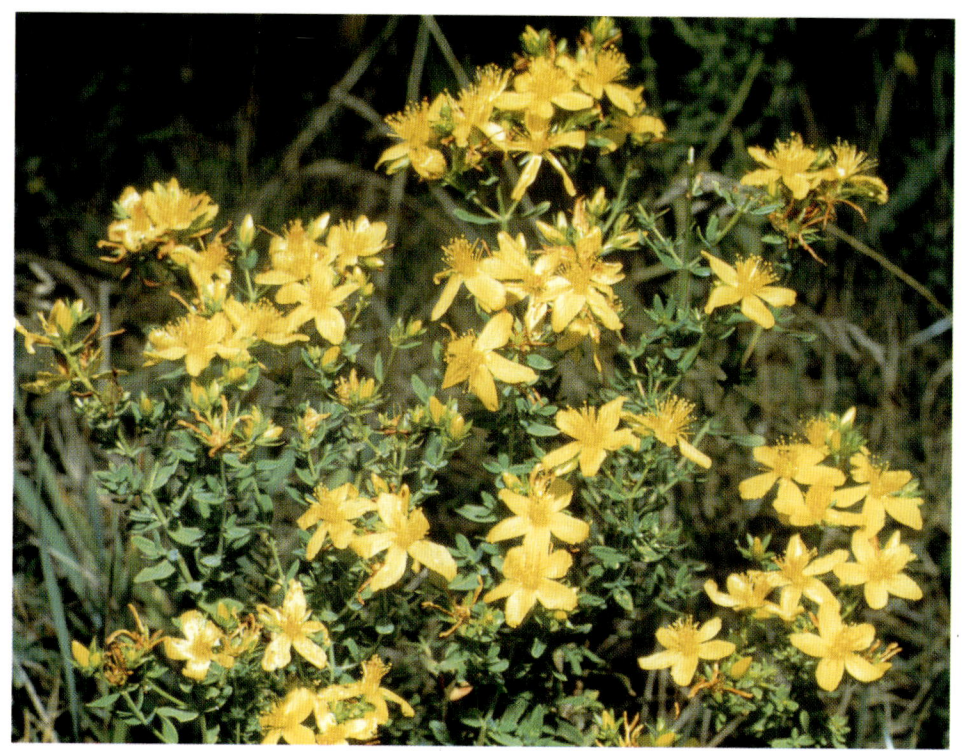

Johanniskraut

Hypericum perforatum · **Fam. Johanniskrautgewächse** *Hypericaceae*

Merkmale: Das »Echte Johanniskraut« besitzt runde oder zweikantige Stengel und fein zugespitzte Kelche. Krautige, kahle Stauden, Stengel bis 1 m hoch, oben reich ästig, am Grund mit kurzen Ausläufern. Blätter eiförmig-rundlich, paarweise, durchscheinend punktiert. Gelbe Blüten mit schwarzen Punkten. Blütezeit Juni bis September.

Standort, Verbreitung: Das Echte Johanniskraut wächst auf Magerweiden, auf Brachland, an Waldrändern und an Wegen und Böschungen. – Europa, Westasien.

Heilkräftige Pflanzenteile: Das Kraut der Pflanze mit Blüten (Hyperici herba).

Hauptwirkstoffe: Ätherisches Öl, in den dunklen Sekretbehältern rotes Hypericin, ein mit Anthrachinon verwandter Wirkstoff, Gerbstoff, Flavonoide, antibiotisch wirkende Stoffe. Wirkstoffgehalt schwankend!

Heilwirkung: Johanniskraut wirkt stimmungsaufhellend (antidepressiv). Mehrwöchige Teekuren wirken besonders bei lichtmangelbedingten winterlichen Depressionszuständen gut. Unterstützende Behandlung bei Schlafstörungen. Seelisch bedingtes Bettnässen kann ebenfalls mit der Droge behandelt werden. Leicht beruhigende Wirkung! Auch bei Entzündungen im Verdauungstrakt (Magen-Darm-Katarrhe) wirksam.

Teezubereitung: Aufguß: 2 gehäufte Teelöffel (3 g) Johanniskraut mit 1/4 l siedendem Wasser übergießen und 10 Min. ziehen lassen, abseihen. 2–3mal täglich 1 Tasse frisch zubereiteten Tee trinken. Mittlere Tagesdosis 2–4 g Droge.

Hinweis: Teekuren gegen Depressionen müssen wochen- bis monatelang durchgeführt werden, um eine gute Wirkung zu erzielen.

Besondere Anwendungen: Johanniskrautöl (aus der Apotheke) wird äußerlich zu Einreibungen bei leichteren Verbrennungen 1. Grades, stumpfen Verletzungen, Hautentzündungen, Nervenentzündungen und Rheuma angewendet. Aber auch innerlich eingenommen (mit Honig) wirkt das Öl stark entzündungshemmend bei Hals-, Magenschleimhaut- und Darmentzündungen (Gerbstoffe!).

Nebenwirkungen: Während der Anwendung keine Sonnenbäder nehmen, da es bei der Anwendung zu einer erhöhten Empfindlichkeit gegenüber Lichtstrahlung kommen kann – es können sonnenbrandähnliche Entzündungen auftreten!

Teemischung: Bestandteil der TM 4 auf Seite 153.

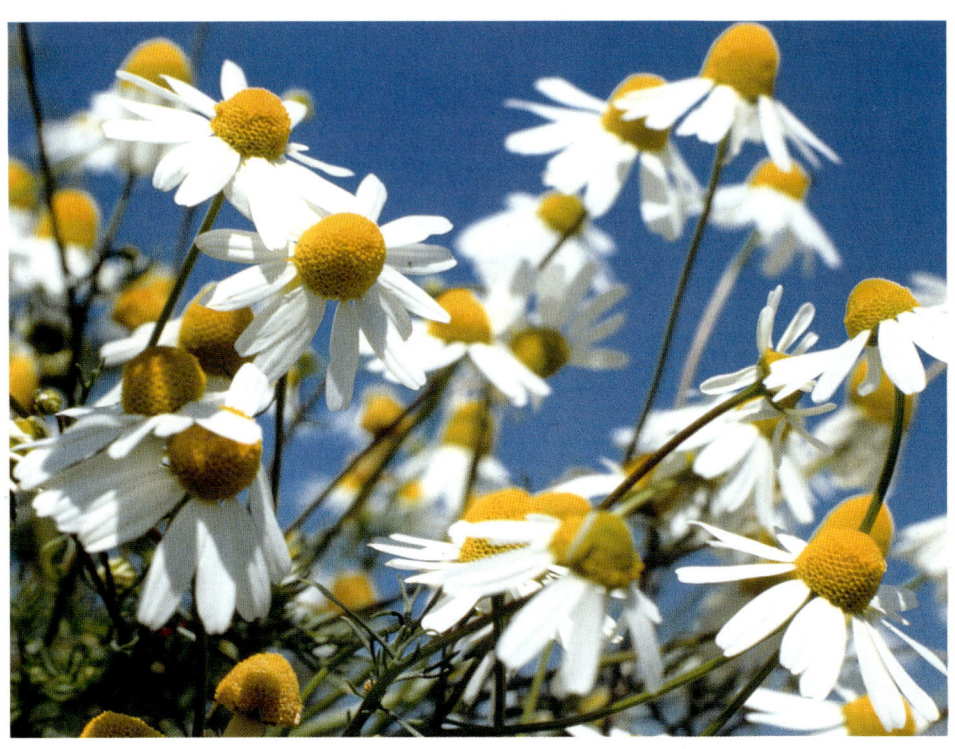

Kamille

Chamomilla recutita
Fam. Korbblütler *Asteraceae*

Merkmale: Einjähriges, aromatisch duftendes Kraut mit meist verzweigtem, kahlem Stengel (bis 50 cm hoch) und 2- bis 3fach fiederschnittigen Blättern mit sehr schmalen (0,5 mm), spitzen Abschnitten. Blätter geruchlos. Blütenköpfchen hohl, mit gelben Scheiben- und meist 15 weißen Zungenblüten, 18 – 24 mm Durchmesser.
Blütezeit Mai bis September.

Standort, Verbreitung: Aus Südeuropa und Vorderasien stammender Kulturbegleiter, vor allem auf schweren Lehmböden in Getreidefeldern, auf Schuttplätzen, in Weinbergen, bis über 1600 m. – Europa, Asien; in USA und Australien eingeschleppt.

Heilkräftige Pflanzenteile: Kamillenblüten (Matricariae flos).

Hauptwirkstoffe: Ätherisches Öl (blaues Chamazulen), Flavonoide, Bitterstoffe, Saponin und viele mehr.

Heilwirkung: Die Kamille dürfte wohl die bekannteste Heilpflanze sein, die wegen ihrer vielseitigen Anwendungsmöglichkeiten in keiner Hausapotheke fehlen sollte. Unter anderem wirken die Flavonoide krampflösend, entzündungshemmend und blähungswidrig, weshalb die Anwendung bei akuten und chronischen Magen- und Darmbeschwerden zu empfehlen ist. Bei Magengeschwüren ist eine Langzeitbehandlung (3 Monate) angezeigt. Kamillentee lindert auch krampfartige Menstruationsbeschwerden.

Teezubereitung: Aufguß: 1 gehäuften Eßlöffel (3 g) Kamillenblüten mit 150 ml heißem Wasser übergießen, 10 Min. bedeckt ziehen lassen, abseihen. 4mal täglich 1 Tasse frisch zubereiteten Tee ungesüßt zwischen den Mahlzeiten trinken.

Gegenanzeige: Nicht für Augenspülungen verwenden.

Besondere Anwendungen: Aufgrund der wundheilenden und granulationsfördernden Wirkung empfiehlt sich die Kamille auch äußerlich zu feuchten Umschlägen bei schlecht heilenden Wunden. Bei hartnäckigem Schnupfen und Entzündungen des Nasen-Rachen-Raumes wirkt oft ein Kamillendampfbad lindernd: Eine Handvoll Kamillenblüten in einem Topf mit kochendem Wasser übergießen, Kopf und Gefäß mit einem Tuch bedecken, inhalieren. Auch als Dampfsitzbad bei Hämorrhoiden empfehlenswert. Für Bäder und Umschläge sollte man sich der standardisierten Fertigpräparate (Tinkturen, Salben) aus der Apotheke bedienen. Bei Magenschleimhautentzündung und -geschwüren eignet sich der Kamillentee zur Rollkur: 2 Tassen Tee langsam trinken; dann je 5 Minuten auf die linke Seite, auf den Bauch, auf die rechte Seite und schließlich auf den Rücken legen. Besonders wirksam morgens vor dem Aufstehen.

Teemischung: Bestandteile der TM 3 auf Seite 152, der TM 5 auf Seite 154, der TM 11 auf Seite 159, der TM 22/24/25 auf Seite 167/168, der TM 28/29 auf Seite 171/172 und der Tinkturmischung auf Seite 173.

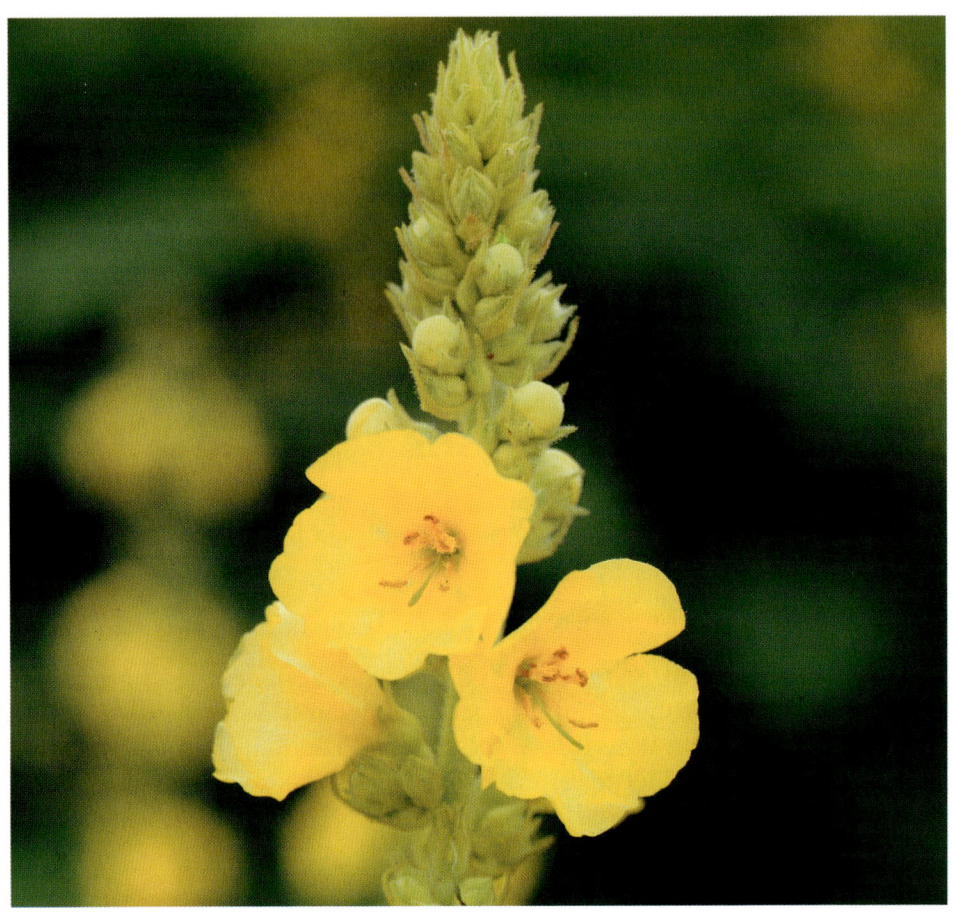

Königskerze

Verbascum densiflorum
Fam. Rachenblütler *Scrophulariaceae*

Merkmale: Stattliche, bis 2 m hohe, zweijährige Staude mit derben, graufilzig behaarten, eiförmig zugespitzten Blättern (bis 30 cm lang, 10 cm breit), die bei dieser großblütigen Form am Stengel herablaufen. Die fast regelmäßigen, flachen gelben Blüten sind bis 5 cm groß.
Blütezeit Juli bis August.

Verwandte Arten: Von den zahlreichen einheimischen Königskerzen wird neben der Großblütigen nur noch die sehr ähnliche Gewöhnliche Königskerze (mit nicht oder kaum herablaufenden Blättern) als Heilpflanze verwendet.

Standort, Verbreitung: Auf sonnigen Waldschlägen und auf Waldbrandflächen, auf trockenem Ödland. – In ganz Europa verbreitet.

Heilkräftige Pflanzenteile: Königskerzenblüten ohne Kelch (Verbasci flos).

Hauptwirkstoffe: Schleimstoffe, Flavonoide, Saponin; wenig ätherisches Öl.

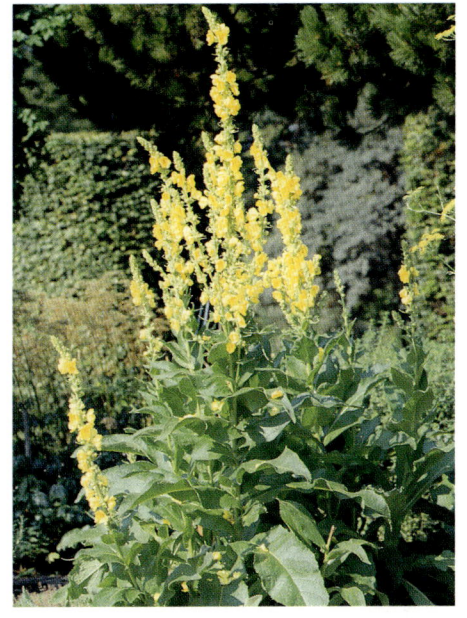

Heilwirkung: Trotz des offenbar geringen Wirkstoffgehalts ist die Heilkraft der Königskerzenblüten als Hustenmittel unbestritten. Die Königskerze wirkt reizlindernd, schleimlösend und auswurffördernd bei Katarrhen der Atemwege wie auch bei chronischer Bronchitis. Die Blüten sind häufiger Bestandteil von Teemischungen gegen Husten und Bronchitis.

Teezubereitung: Aufguß: 3 – 4 gehäufte Teelöffel (2 – 3 g) Teedroge mit 150 ml kochendem Wasser überbrühen, 10 Min. ziehen lassen, abseihen. Täglich 2 – 3 Tassen (mit Honig gesüßt) schluckweise trinken. Tagesdosis 3 – 4 g Droge.

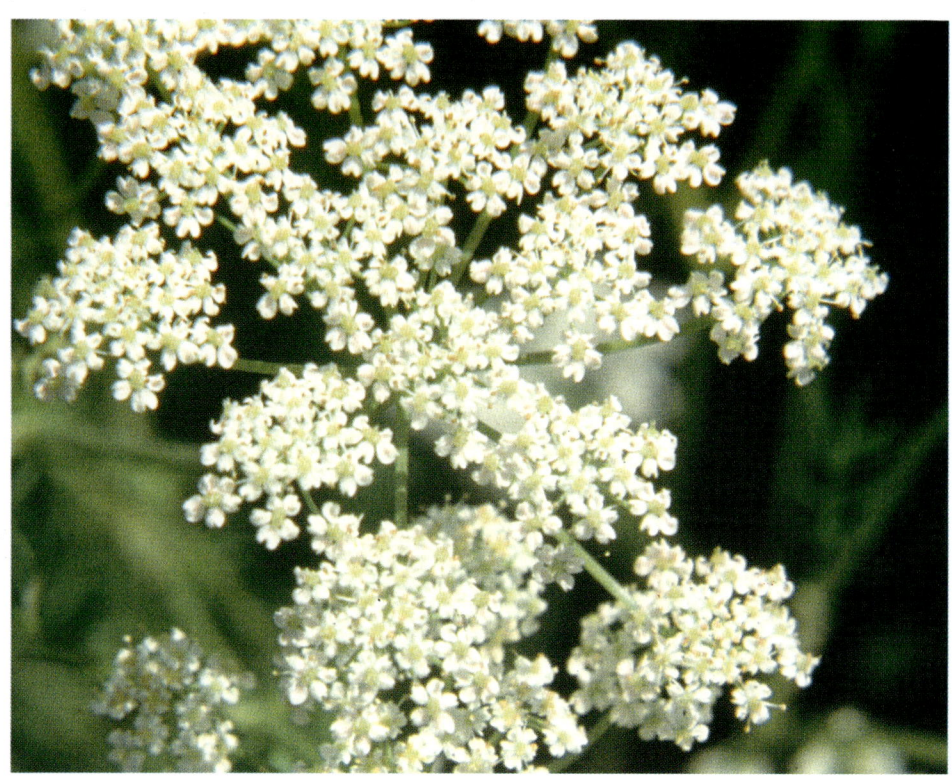

Kümmel

Carum carvi
Fam. Doldenblütler *Apiaceae*

Merkmale: Zweijährige, nach Mohrrüben riechende Pflanze; Stengel ästig, bis 1 m hoch, mit feinen Rillen. Blätter grasgrün, doppelt fiederteilig, die schmalen spitzen Abschnitte nicht flach, sondern räumlich angeordnet. Dolden ohne Blatthülle, Kronblätter weiß bis rötlich, Frucht glatt, eiförmig.
Blütezeit Mai bis Juli.

Verwechslungsmöglichkeit: Wilde Möhre mit flachen Blättern und stachelborstigen Früchten.

84

Standort, Verbreitung: Sehr häufig in frischen mageren Wiesen, bis über 2 000 m. – Europa, nach Osten bis Sibirien, Marokko.

Heilkräftige Pflanzenteile: Kümmelfrüchte (Carvi fructus).

Hauptwirkstoffe: Ätherisches Öl (vor allem Carvon), fettes Öl.

Heilwirkung: Krampflösend bei leichten Krämpfen im Magen-Darm-Trakt, bei Blähungen und Völlegefühl. Kümmel ist außerdem bakterientötend, magenstärkend, verdauungsfördernd und appetitanregend. Empfehlenswert bei Verdauungsbeschwerden von Säuglin-

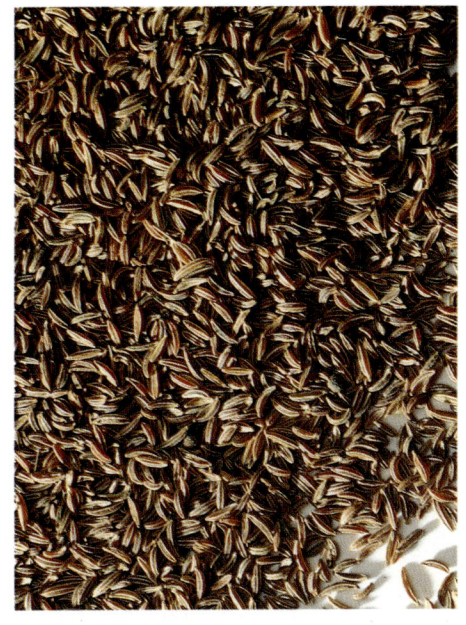

gen. Das ätherische Öl fördert auch die Gallensaftbildung. Die Verwendung als Gewürz bei schwer verdaulichen Speisen (Kohl, Quark, frisches Brot) beugt Beschwerden vor.

Teezubereitung: Aufguß: 1 – 2 gehäufte Teelöffel (4 – 8 g) zerquetschte Früchte mit 150 ml kochendem Wasser übergießen, 10 – 15 Min. ziehen lassen, abseihen. 2 – 4mal täglich 1 Tasse des frisch zubereiteten Tees zwischen den Mahlzeiten trinken.

Weitere Anwendungsformen: Kümmelschnaps und Tropfen zur Anwendung bei verschiedenen Verdauungsstörungen. Kümmelöl (10 %) zur Einreibung bei Blähbauch mit krampfartigen Beschwerden.

Teemischung: Bestandteil der TM 3 auf Seite 152, der TM 5 auf Seite 154, der TM 10/11 auf Seite 158/159, der TM 15/16 auf Seite 162 und der TM 22/23 auf Seite 167.

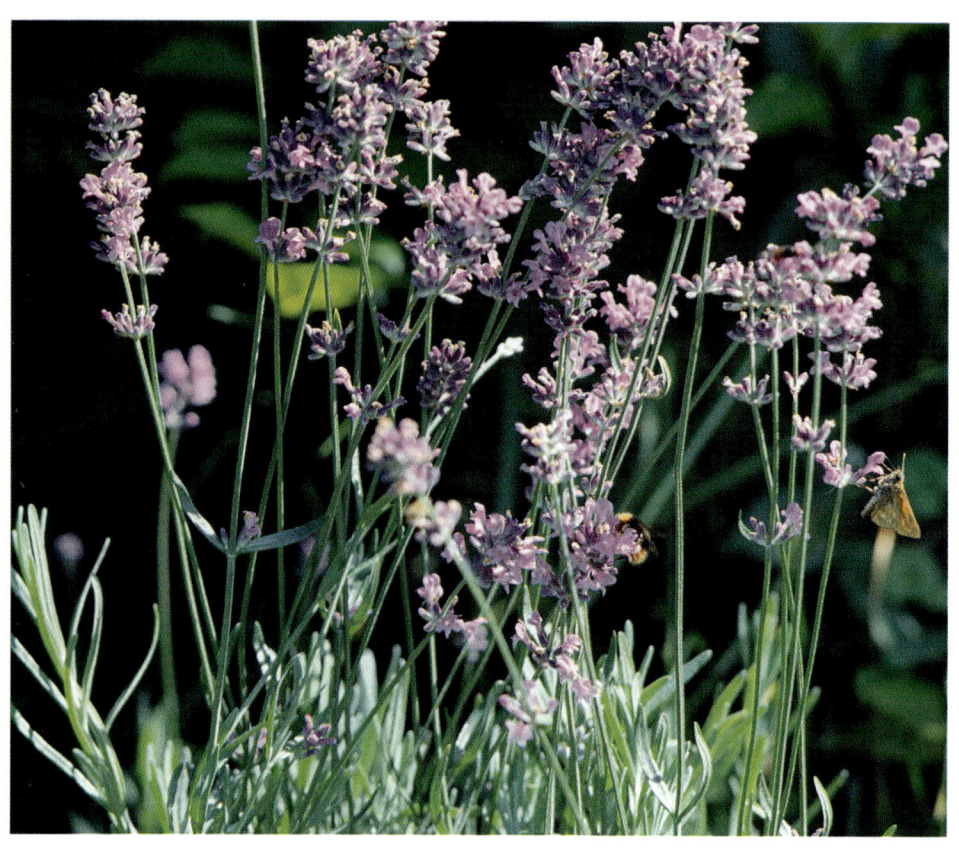

Lavendel
Lavandula angustifolia
Fam. Lippenblütler *Lamiaceae*

Merkmale: Bis 60 cm hoher aromatischer Halbstrauch mit sehr schmalen, graubehaarten, paarigen Blättern. Die 1 cm langen violetten Blüten bilden eine unterbrochene Ähre.
Blütezeit Juli bis August.

Standort, Verbreitung: Auf trockenwarmen Hängen im Mittelmeergebiet, in Mitteleuropa häufig in Gärten gepflanzt, im Süden (bes. Frankreich) als Duft- und Arzneipflanze kultiviert; gelegentlich verwildert.

Heilkräftige Pflanzenteile: Lavendelblüten (Lavandulae flos).

Hauptwirkstoffe: Ätherisches Öl, Gerbstoff.

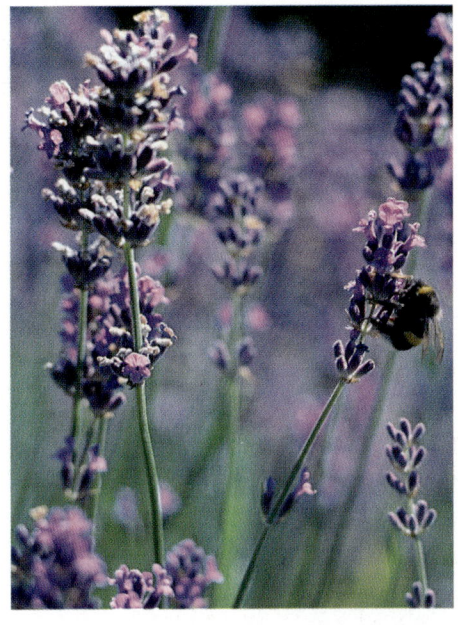

Heilwirkung: Durch die Wirkstoffkombination wirkt Lavendel zweifach: einerseits nervenberuhigend bei nervösen Erschöpfungen und Einschlafstörungen; außerdem krampflösend bei nervösen Magen- und Darmstörungen. Andererseits wirkt Lavendel durch den Gerbstoffgehalt auch heilend bei Darmerkrankungen und stopfend bei Durchfall und besitzt eine leicht galletreibende Wirkung. Die Droge wird daher auch in Gallenteemischungen verwendet.

Teezubereitung: Aufguß: 1–2 gehäufte Teelöffel (1–2 g) Lavendelblüten mit 150 ml heißem Wasser übergießen, 10 Min. bedeckt ziehen lassen. Mehrmals täglich, besonders vor dem Einschlafen (zur Beruhigung), 1 Tasse des frisch zubereiteten Tees trinken.

Besondere Anwendungen: Äußerlich für Bäder: 50 g Droge mit 1 l Wasser als Aufguß zubereiten, Absud als beruhigender Badezusatz; Lavendelöl (1–4 Tropfen auf 1 Stück Zucker) bei Appetitlosigkeit. Lavendelspiritus zur Einreibung bei Rheuma. Lavendelkissen wirkt schlaffördernd.

Teemischung: Bestandteil der TM 2 auf Seite 152 und der TM 4 auf Seite 153.

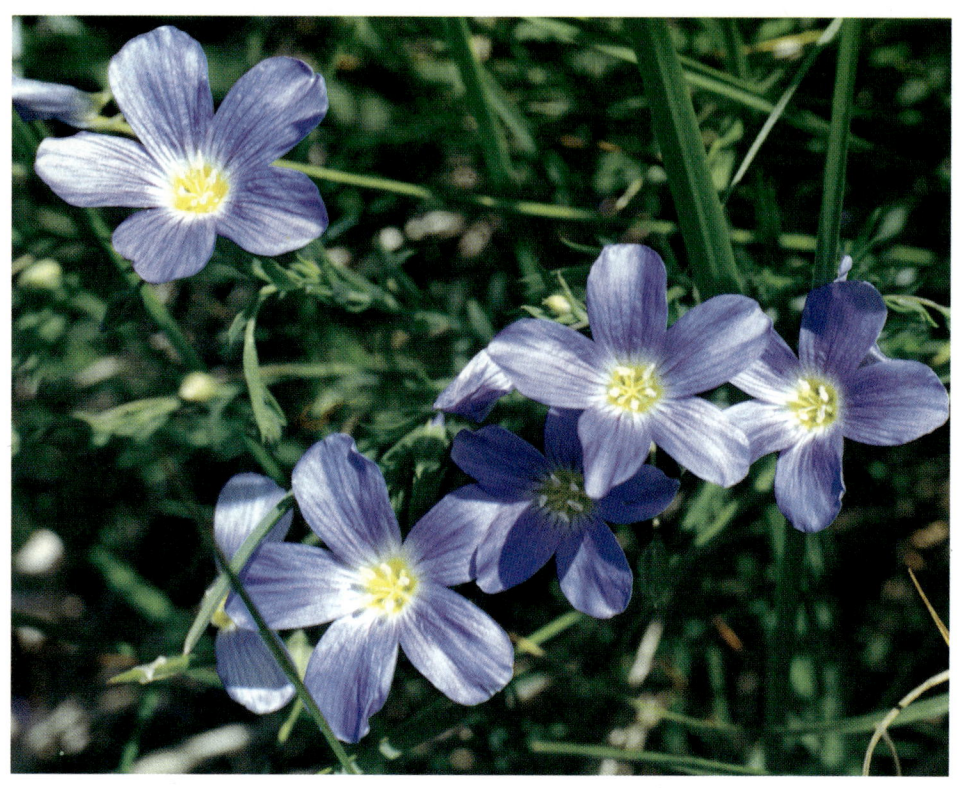

Lein, Flachs
Linum usitatissimum
Fam. Leingewächse *Linaceae*

Merkmale: Einjähriges, kahles Kraut, bis 1 m hoch, Stengel dicht mit schmalen, spitzen Blättern besetzt. Blüten lang gestielt, in lockeren Rispen, hellblau. Die Frucht ist eine kugelige Kapsel.
Blütezeit Juni bis August.

Standort, Verbreitung: Aus dem Mittelmeerraum stammende Faser-, Öl- und Heilpflanze. In Europa kultiviert, nach Osten bis zum Iran.

Heilkräftige Pflanzenteile: Leinsamen (Lini semen).

Hauptwirkstoffe: Schleimstoffe, fettes Öl (Triglyceride) und Blausäureglykoside; 25 % Proteine.

Heilwirkung: Leinsamen sind vor allem durch Anregung der Dickdarmtätigkeit als gut wirkendes, nicht reizendes Abführmittel (Gleit- und Füllmittel) bei akuter und chronischer Verstopfung geeignet. Bei Entzündungen im Magen-Darm-Trakt wirken die Schleimstoffe reizlindernd und heilend. Wer zu Gastritis neigt, sollte vorbeugend Leinsamen der täglichen Nahrung beifügen.

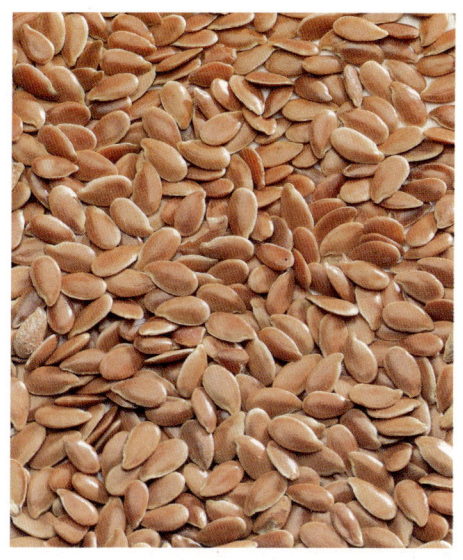

Anwendungsform: 2 – 3mal täglich 1 Eßlöffel (ca. 10 g) unzerkleinerten oder aufgeschlossenen Leinsamen zusammen mit 150 ml Flüssigkeit (z. B. in Suppe) einnehmen. Die abführende Wirkung tritt nach 12 – 24 Stunden ein. Auch die Anwendung der im Kaltauszug (30 Min.) gewonnenen Wirkstoffe (Dosierung 5 – 10 g auf 1 Tasse Wasser) ist möglich.

Gegenanzeige: Nicht bei Darmverschluß anwenden.

Hinweis: Leinsamen sollten in kleinen Mengen der täglichen Nahrung beigemengt werden, um Magen- und Darmerkrankungen vorzubeugen. Die Leinsamenkur ist für den Dauergebrauch geeignet. Zerstoßener Leinsamen muß innerhalb einer Woche aufgebraucht werden, da dann das Leinöl ranzig wird.

Besondere Anwendung: Äußerlich als Breiumschlag bei Furunkeln, Abszessen und Hautentzündungen: 30 – 50 g Leinsamenmehl in Mullsäckchen geben und 10 Min. lang in heißem Wasser erwärmen, feuchtheiße Umschläge machen.

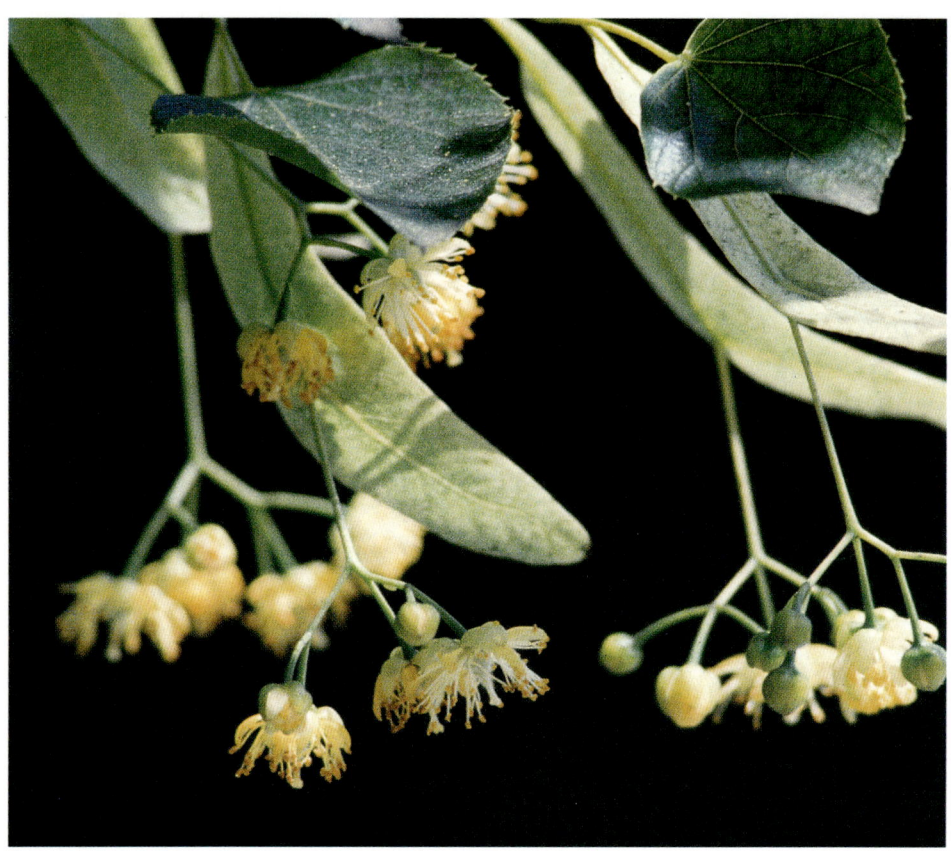

Linde
Tilia cordata

Fam. *Lindengewächse* Tiliaceae

Merkmale: Kurzstämmiger, dichtkroniger, bis 25 m hoher Baum mit leicht asymmetrischen, herzförmigen Blättern, deren blaugrüne Unterseite in den Winkeln der Nerven rostfarbene Haarbüschel trägt. Blütenstand hängend, doldenartig, bis 15blütig, mit zungenförmigem, häutigem Tragblatt. Blüten 5zählig, gelbweiß, mit 5 Staubgefäßbündeln, stark duftend.
Blütezeit Juni bis Juli.

Verwechslungsmöglichkeit: Die sehr ähnliche Sommerlinde mit weißen Haarbüscheln auf der Blattunterseite ist in der Heilwirkung gleichwertig.

Standort, Verbreitung: Auf trockenen warmen Mineralböden in Laubmischwäldern. – Europa, bis Südrußland.

Heilkräftige Pflanzenteile: Lindenblüten (Tiliae flos).

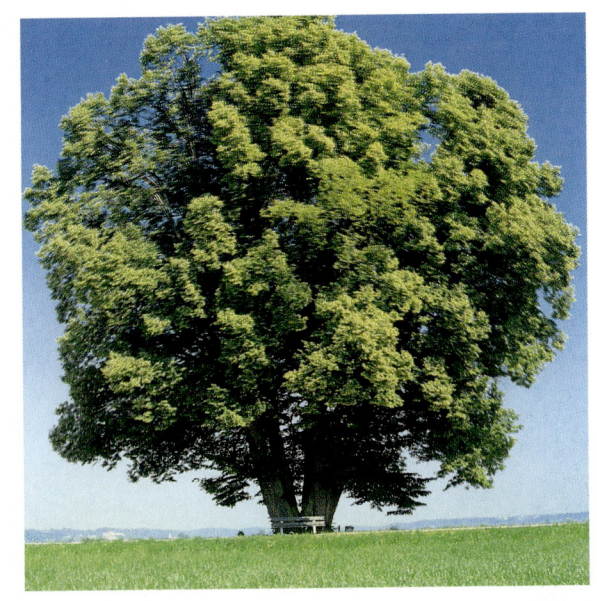

Hauptwirkstoffe: Schleimstoffe, Flavonoide, Gerbstoff, ätherisches Öl.

Heilwirkung: Am bekanntesten ist die schweißtreibende Wirkung des Lindenblütentees bei fiebrigen Erkältungskrankheiten (Bronchitis). Mildert Hustenreiz bei Atemwegserkrankungen. Durch die Steigerung der körpereigenen Abwehr ist Lindenblütentee als »Haustee« auch ein gutes Vorbeugungsmittel in der naßkalten Jahreszeit.

Teezubereitung: Aufguß: 1–2 gehäufte Teelöffel (2–3 g) Lindenblüten mit 150 ml kochendem Wasser übergießen, 5–10 Min. bedeckt ziehen lassen. Mehrmals täglich 1 Tasse, auch mit Honig gesüßt, zwischen den Mahlzeiten möglichst heiß trinken, besonders abends vor dem Schlafengehen.

Teemischung: Bestandteil der TM 12 auf Seite 160 und der TM 19 auf Seite 164.

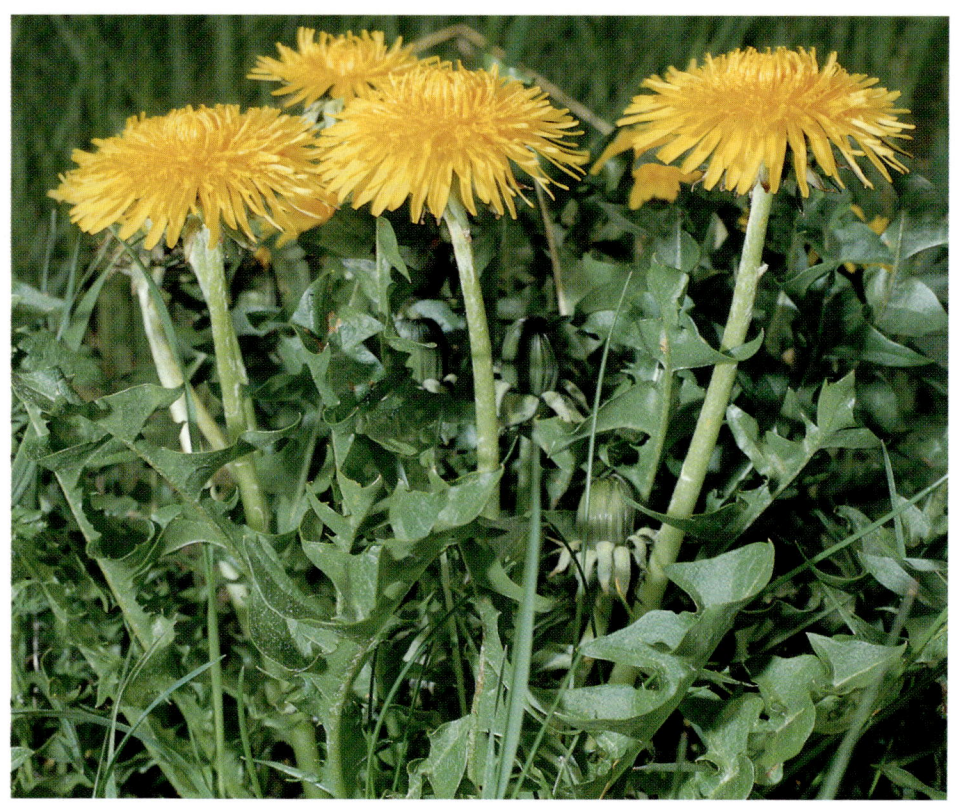

Löwenzahn

Taraxacum officinale
Fam. Korbblütler *Asteraceae*

Merkmale: Vielgestaltige Artengruppe. Allen gemeinsam ist der kräftige Wurzelstock, die am Boden ausgebreitete »Rosette« aus tiefgesägten Blättern mit 3eckigen Abschnitten, die hohlen Stengel (bis 50 cm hoch) mit dem leuchtend gelben Kopf (Blütenstand) aus vielen einzelnen Zungenblüten. Alle Teile der Pflanze führen reichlich Milchsaft.
Blütezeit April und Mai.

Standort, Verbreitung: Oft massenhaft auf Fettwiesen als Düngezeiger, an Viehlagerplätzen, Wegrändern, bis über 2600 m. – Europa, eingeschleppt in Südamerika.

Heilkräftige Pflanzenteile: Löwenzahnwurzel und -kraut (Taraxaci radix cum herba).

Hauptwirkstoffe: Bitterstoff (Taraxacin). Außerdem Flavonoide, Gerbstoff, ätherisches Öl, Kalium, Zucker, Inulin (Wurzel).

Heilwirkung: Bedeutende Heilpflanze, die besonders zur Entschlackung im Frühling und im Herbst für Kuren anzuwenden ist. Durch die Bitterstoffe wirkt sie bei Appetitlosigkeit, Verdauungsbeschwerden und bei Stoffwechselstörungen (Rheuma, Gicht). Sie regt den Gallenfluß an, aktiviert die Leber und die Niere (harntreibend), beugt der Neubildung von Gallen- und Nierensteinen vor.

Teezubereitung: Besondere Zubereitung: 1 gehäuften Eßlöffel (ca. 5 g) Löwenzahnwurzel mit 150 ml Wasser kalt ansetzen, zum Kochen erhitzen, 1–2 Min. kochen lassen, wegstellen, 15 Min. bedeckt ziehen lassen. Als Kur 4–6 Wochen lang 2mal täglich 1 Tasse Tee trinken. Wichtiger Bestandteil von Entschlackungsteemischungen.

Nebenwirkungen: Bei sehr empfindlichen Personen können Magenbeschwerden auftreten.

Gegenanzeige: Entzündungen oder Verschluß der Gallenwege, Darmverschluß.

Besondere Anwendungen: Löwenzahnsaft als Fertigpräparat (besonders zur Frühlingskur 3mal täglich 1 Eßlöffel mit 1 Glas Obstsaft verdünnt einnehmen). Die jungen Blätter und Wurzeln sind ein wertvolles Wildgemüse und eignen sich zum Salat.

Teemischung: Bestandteil der TM 10 auf Seite 158, der TM 15/16 auf Seite 162 und der TM 26 auf Seite 169.

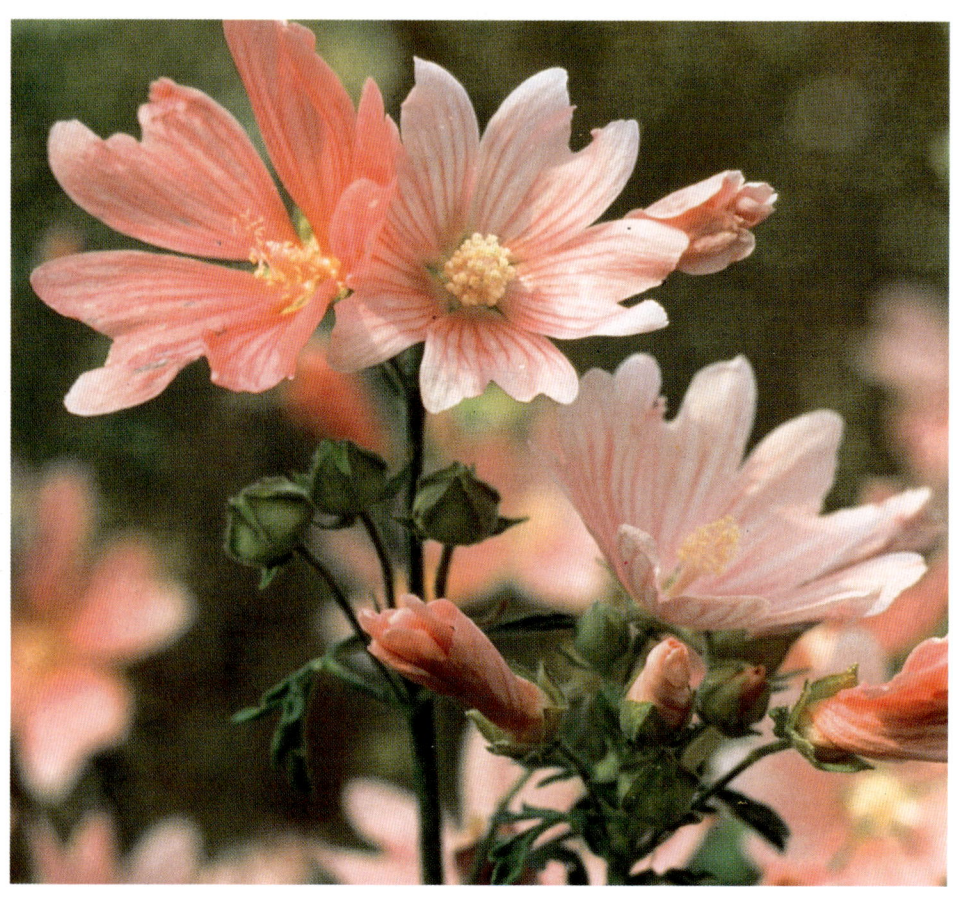

Malve
Malva sylvestris (und neglecta)
Fam. Malvengewächse *Malvaceae*

Merkmale: Stengel ästig, bis 40 cm hoch, behaart, die Blätter lang gestielt, rundlich-herzförmig, mit 5–7 stumpfen Lappen. Blüten klein (2 cm), mit 3 Außenkelchblättern, hellrosa mit dunkleren Nerven. Von mehreren verwandten Arten ist nur noch die Malva neglecta als Heilpflanze anerkannt. Sie unterscheidet sich durch die spitzlappigen Blätter und größere, dunkler gefärbte Blüten.

94

Standort, Verbreitung: Auf Schuttplätzen und Wegrändern, in Gärten und Äckern. – Europa, Westasien; eingeschleppt in USA, Chile, Australien.

Heilkräftige Pflanzenteile: Die Malvenblüten von Malva sylvestris; die Malvenblätter von Malva neglecta oder sylvestris.

Hauptwirkstoffe: Schleimstoffe, Gerbstoff, wenig ätherisches Öl.

Heilwirkung: Bei Erkältungskrankheiten ist die Malve als reizmilderndes Hustenmittel wirksam. Bei Magen- und Darmentzündungen schützen die Schleimstoffe die entzündeten Magen- und Darmschleimhäute vor Neuinfektionen und erleichtern dadurch die Heilung.

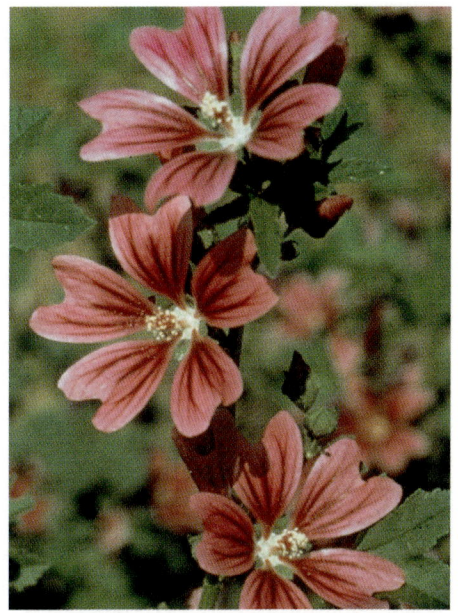

Teezubereitung: Aufguß: 3 gehäufte Teelöffel (2 – 3 g) Malvendroge mit 150 ml siedendem Wasser überbrühen, 10 Min. ziehen lassen. 2 – 3 Tassen täglich – eventuell mit Honig gesüßt – als Hustentee trinken.

Besondere Anwendungen: Häufig wird der Malventee auch äußerlich als Gurgelmittel bei Halsschmerzen und zu feuchten Umschlägen bei Hauterkrankungen angewendet.

Teemischung: Bestandteil der TM 11 auf Seite 159, der TM 18/19 auf Seite 164, der TM 23/24/25 auf Seite 167/168, der TM 28 auf Seite 171 und der TM 30 auf Seite 173.

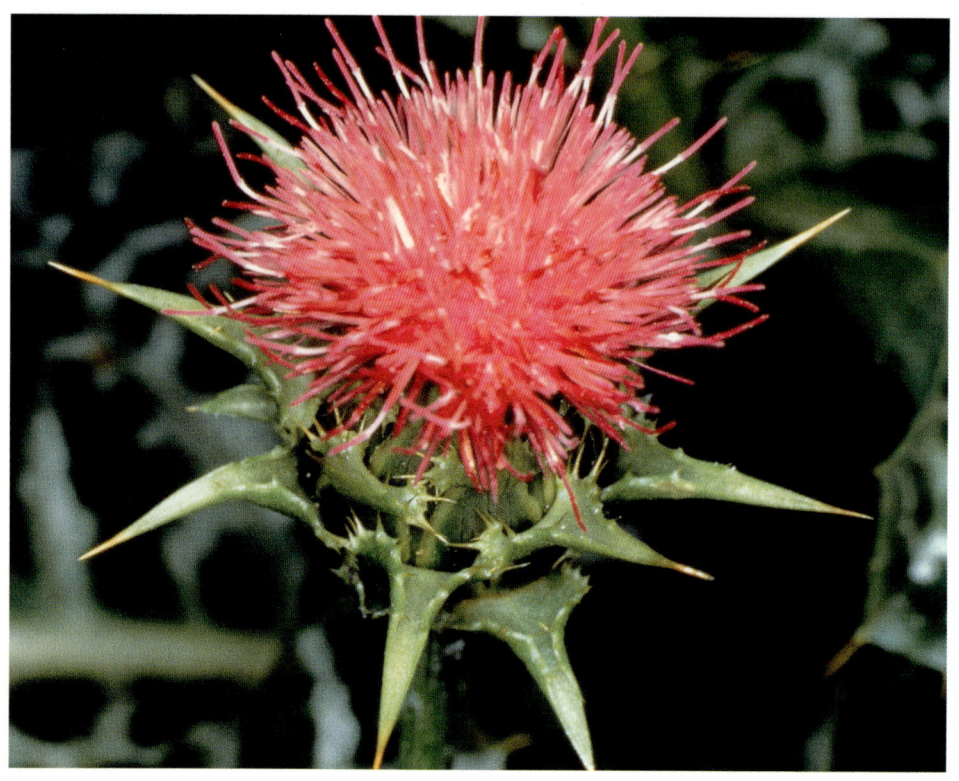

Mariendistel

Silybum marianum
Fam. Korbblütler *Asteraceae*

Merkmale: Meist 2jährige, stattliche, schöne Distel. Stengel meist ästig, bis 1,5 m hoch, etwas spinnwebig behaart. Blätter glänzend grün, weiß gefleckt, gelappt, gezähnt und am Rand mit gelben Stacheln. Blütenköpfe eiförmig, 5 cm lang, Hüllblätter mit 5 cm langen, kräftigen Dornen. Blüten purpurn. Blütezeit Juni bis September.

Standort, Verbreitung: Ursprünglich eine Steppenpflanze aus dem östlichen Mittelmeerraum. Nach Mitteleuropa wohl im frühen Mittelalter als Heilpflanze gebracht und schon früh kultiviert. Verwildert gelegentlich an Wegrändern, Bahndämmen, in trockenen Feldern. – Verwildert in Amerika und Südaustralien.

Heilkräftige Pflanzenteile: Mariendistelfrüchte ohne Haarkrone (Cardui mariae fructus).

Hauptwirkstoffe: Das Flavonoidgemisch »Silymarin« ist ein spezifisch auf die Leber wirkendes Heilmittel. Außerdem sind in den Früchten noch Bitterstoffe, ätherisches und fettes Öl.

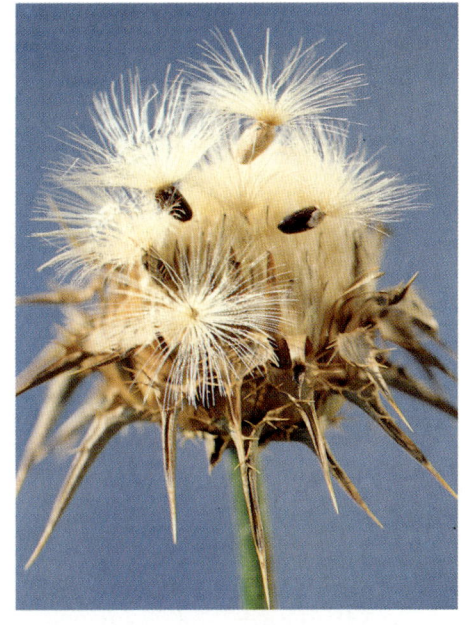

Heilwirkung: Wertvolle Heilpflanze zum Schutz der Leber (Silymarin), hemmt offenbar die Aufnahme giftiger Substanzen. Hilfreich bei Gallen- und Verdauungsbeschwerden, zur Unterstützung der Behandlung und Nachbehandlung von entzündlichen Lebererkrankungen, Gelbsucht, Hepatitis, Leberzirrhose, Gallensteinen.

Teezubereitung: Aufguß: 1 gehäuften Teelöffel (5 g) zerstoßene Früchte mit 150 ml kochendem Wasser übergießen, 10–15 Min. ziehen lassen, abseihen. Vor den Mahlzeiten 3mal täglich 1 Tasse schluckweise trinken. Anwendung als Kur bis zum Abklingen der Beschwerden empfehlenswert. Tagesdosis 12–15 g Droge.

Hinweis: Viele pharmazeutische Fertigpräparate für die Leberschutztherapie. Silymarin ist nur in geringem Maße wasserlöslich, so daß die Teeanwendung nur eine begrenzte Wirkung hat

Teemischung: Bestandteil der TM 15 auf Seite 162.

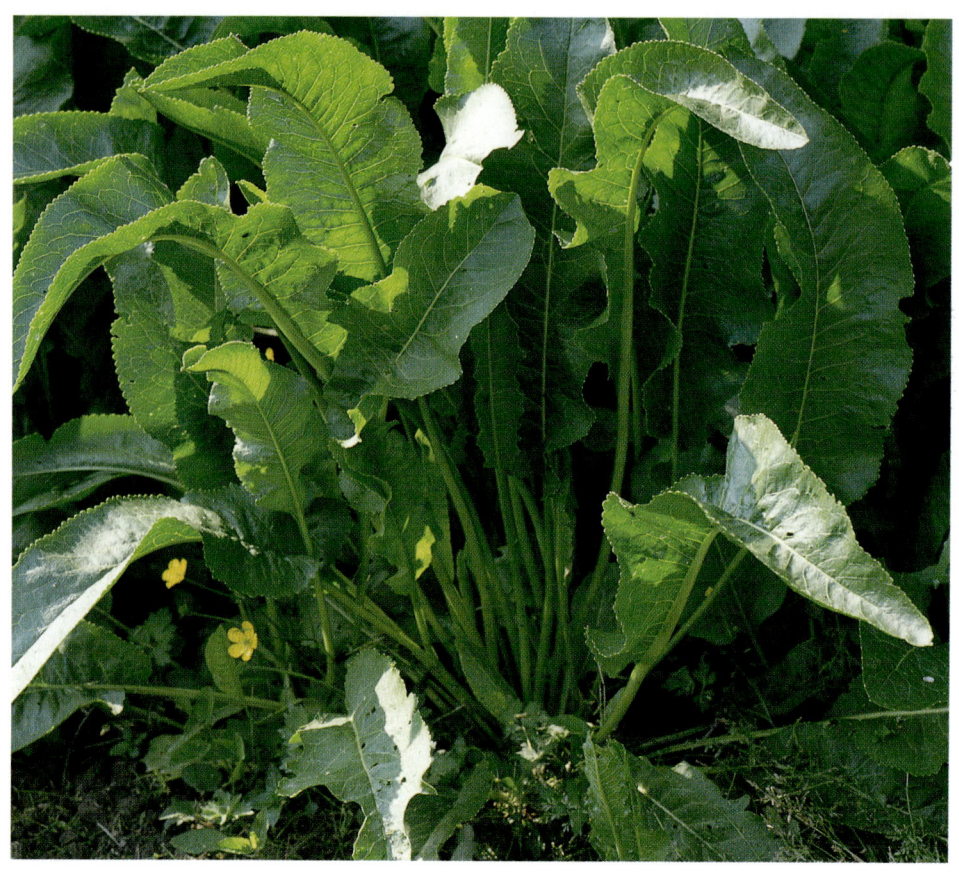

Meerrettich, Kren

Armoracia rusticana · **Fam. Kreuzblütler** *Brassicaceae*

Merkmale: Kräftige, kahle Staude (bis über 1 m hoch) mit mehrköpfiger, fleischiger weißer Wurzel. Unterste Blätter lang gestielt, herz-eiförmig, gekerbt, bis 1 m lang, mittlere Blätter fiederspaltig. Der dichte Blütenstand ist aus zahlreichen Trauben mit weißen Blüten zusammengesetzt. Fruchtschötchen kugelig-eiförmig, 5 mm lang.
Blütezeit Mai bis Juli.

Standort, Verbreitung: Aus Südrußland stammend, in Mitteleuropa und USA kultiviert, an stickstoffreichen Orten (Brennesselfluren) verwildert.

Heilkräftige Pflanzenteile: Meerrettichwurzel (Armoraciae rusticanae radix).

Hauptwirkstoffe: Glukosinolate (Senföl-Glykoside), ätherisches Öl, Vitamin C.

Heilwirkung: Pflanzliches »Antibiotikum« und Chemotherapeutikum, das die körpereigene Abwehr erhöht: antibiotisch und antibakteriell wirksam bei Infektionen der Atemwege (Husten, Katarrh, Asthma) und Harnwege. Die Senföl-Gykoside bewirken auch eine Steigerung der Abwehrkräfte.

Anwendung: Die frische Wurzel wird gerieben und, zur Milderung der Schärfe mit Äpfeln gemischt, in kleinen Mengen eingenommen; auch frischer Saft kann in kleinen Mengen (bis 20 Tropfen) verwendet werden. Tagesdosis: nicht mehr als 20 g geriebene Krenwurzel pro Tag einnehmen. Kren ist auch ein bekömmliches Gewürz für Fleischspeisen und sollte häufiger (zur Krankheitsvorbeugung, besonders gegen Erkältungen) verwendet werden.

Besondere Anwendung: Kleine Mengen frisch geriebener Kren mit frischem Zwiebelsaft und Honig gemischt sind ein bewährtes Mittel bei Katarrhen der Atemwege und Bronchitis. Äußerlich wird der geriebene Kren als Breiumschlag bei leichten Muskelschmerzen verwendet. Vorsicht: Nur kurz (3 Min.) anwenden, da stark hautreizend!

Gegenanzeige: Nierenerkrankungen, Magen- und Zwölffingerdarmgeschwüre. Nicht bei Kleinkindern anwenden.

Nebenwirkungen: Bei empfindlichen Personen können durch Schleimhautreizung Magen- und Darmbeschwerden auftreten.

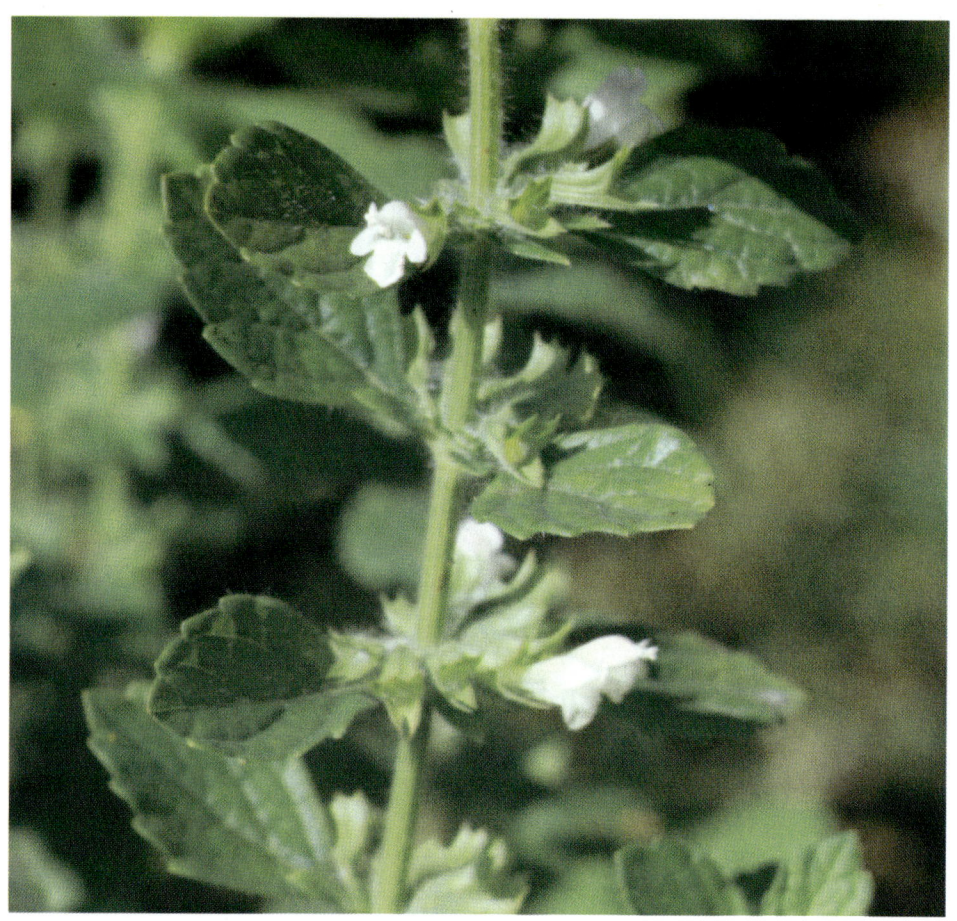

Melisse
Melissa officinalis
Fam. Lippenblütler *Lamiaceae*

Merkmale: Pflanze mit starkem Zitronenduft; Stengel vierkantig, ästig, bis 1 m hoch, flaumig behaart. Blätter gestielt, eiförmig zugespitzt, grob gesägt. Lippenblüten gelblich oder bläulich-weiß, 1 cm lang, zu 3 – 6 in den oberen Blattachseln.
Blütezeit Juni bis August.

Melisse

Standort, Verbreitung: Im Mittelmeerraum und den Südalpen an Feldrainen und in Hecken eingebürgert, oft in Bauerngärten kultiviert.

Heilkräftige Pflanzenteile: Melissenblätter (Melissae folium).

Hauptwirkstoffe: Ätherisches Öl (u. a. Citral), Gerbstoff, Bitterstoffe.

Heilwirkung: Die Melissendroge wirkt krampflösend und vor allem nervenberuhigend: bei Schlafstörungen, nervösen Herz- und Magenbeschwerden, Kopfschmerzen (Migräne); Melissengeist wirkt appetitanregend und verdauungsfördernd.

Teezubereitung: Aufguß: 2 gehäufte Teelöffel (2 g) Melissenblätter mit 150 ml heißem Wasser überbrühen (wegen der flüchtigen ätherischen Öle nicht kochen!), zugedeckt 10 Min. ziehen lassen, mit Honig süßen. Mehrmals täglich 1 Tasse des frisch zubereiteten Tees trinken.

Besondere Anwendungen: Alkoholische Auszüge (Melissengeist, Karmeliterwasser) werden auch als Einreibung bei Rheuma angewendet.
Das vor allem als Badezusatz verkaufte »Melissenöl« ist in Wirklichkeit Zitronengrasöl (mit ähnlichen Wirkstoffen).
Wäßrige Auszüge (als Salbenpräparate) wirken gegen bestimmte Viruserkrankungen (z.B. Herpes-Fieberblasen).

Teemischung: Bestandteil der TM 1/2 auf Seite 152, der TM 4 auf Seite 153, der TM 5 auf Seite 154 und der TM 24 auf Seite 167.

101

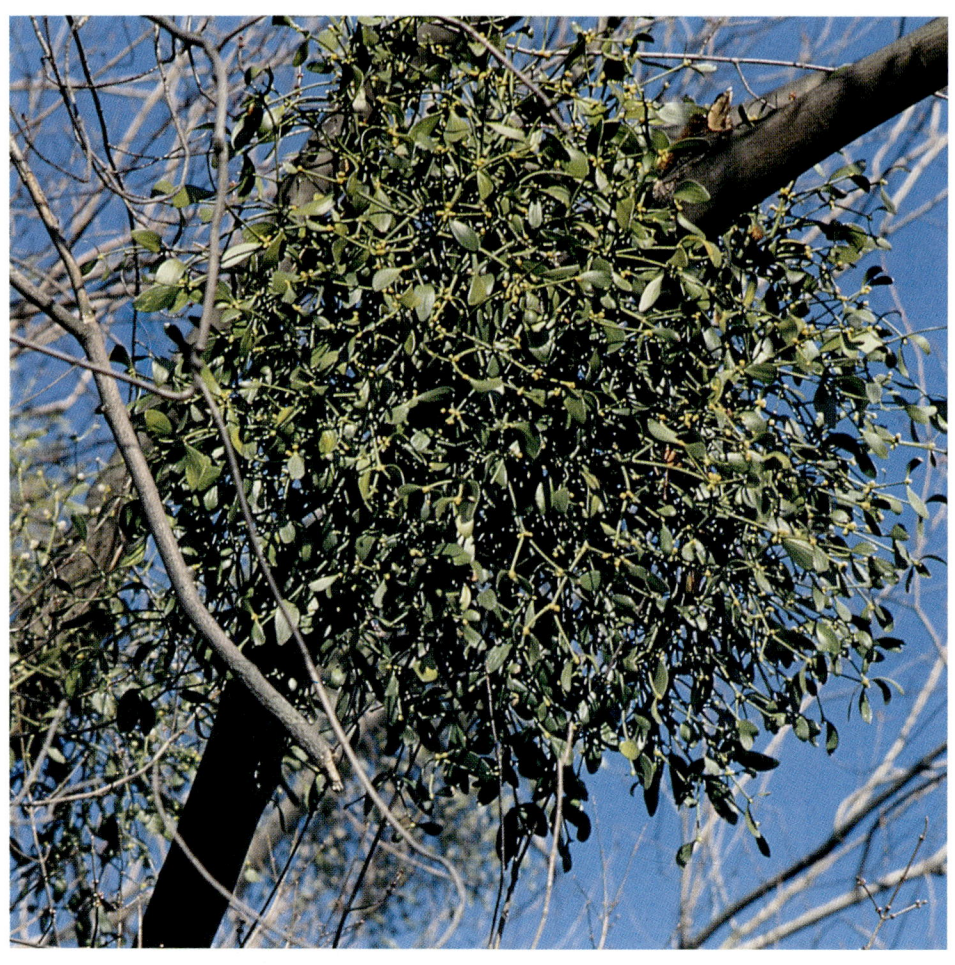

Mistel

Viscum album
Fam. Mistelgewächse *Loranthaceae*

Merkmale: Fast kugeliger, dicht gabelig verzweigter gelbgrüner Strauch mit einander gegenüberstehenden (paarweisen), zungenartigen, ledrigen Blättern, unscheinbaren Blüten und weißen glasigen Scheinbeeren. Blütezeit März bis Mai, Fruchtreife Dezember.

102

Standort, Verbreitung: Halbschmarotzer (zapft die »Wirtsbäume« an, erzeugt aber auch selbst mit Hilfe des Blattgrüns organische Stoffe) auf Laub- und Nadelbäumen. – Europa und Asien.

Heilkräftige Pflanzenteile: Mistelblätter und -zweige (Visci herba).

Hauptwirkstoffe: Viscotoxine (Eiweißstoffe), Lectine, Flavonoide, Amine.

Heilwirkung: Teilweise umstritten (vor allem als Heilmittel bei Krebs). Eine leicht blutdrucksenkende und herzstärkende Wirkung des Misteltees ist durch die Erfahrung gesichert, aber chemisch nicht begründbar. Auch die Heilwirkung von Mistelextrakten (Injektionen) bei Arthrose und Gelenkentzündungen gilt als erwiesen, obwohl der Wirkmechanismus noch nicht bekannt ist. Von subjektiver Besserung bei Herz- und Kreislaufbeschwerden älterer Menschen wird immer wieder berichtet.

Teezubereitung: Kaltauszug: 1 gehäuften Teelöffel (3 g) Mistelkraut mit 150 ml Wasser 12 Stunden kalt ausziehen, 1 – 2 Tassen täglich trinken.

Besondere Anwendung: Mistelextrakte (Fertigpräparate) werden gespritzt (Injektionstherapie). Zahlreiche Fertigpräparate in Kombination mit anderen Drogenauszügen (vor allem Weißdorn und Knoblauch) bei Bluthochdruck und Arteriosklerose.

Nebenwirkungen: Bei der Injektionstherapie kann es zu Fieber, Kopfschmerzen und Kreislaufbeschwerden kommen.

Gegenanzeigen: Eiweißüberempfindlichkeit, chronische Infekte (z.B. Tbc).

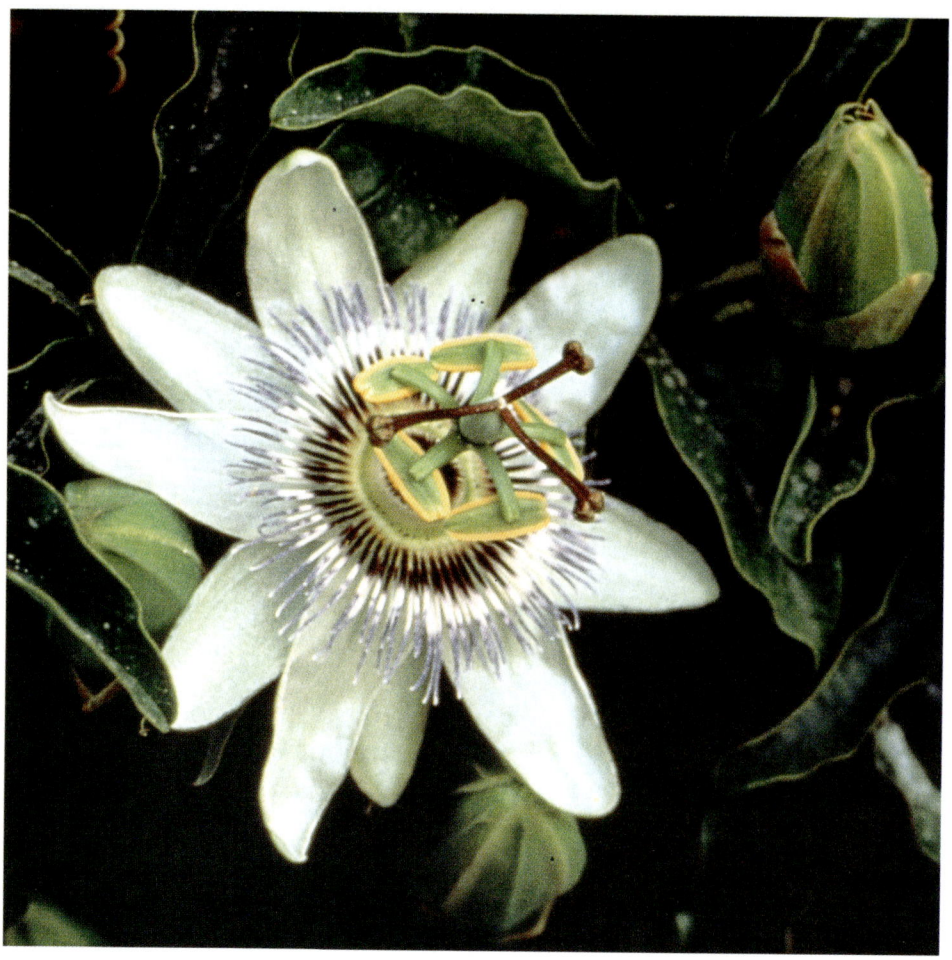

Passionsblume

Passiflora caerulea · **Fam. Passionsblumengewächse** *Passifloraceae*

Merkmale: Rankender Kletterstrauch mit herzförmigen oder tief handförmig gelappten, kahlen, glänzenden Blättern. Blüten groß mit 10 grün-
lich-weißen oder bläulichen Kronblättern und einem »Strahlenkranz«

aus rotblauen Fäden (Nebenkronen). Staubgefäße und Fruchtknoten auf einem Stiel emporgehoben. Die Frucht ist eine gelbe, trockene, bis ei-große Beere.
Blütezeit Juli bis September.

Standort, Verbreitung: Aus Brasilien stammende Zierpflanze, am Alpensüdrand winterhart, sonst als Topfpflanze.

Heilkräftige Pflanzenteile: Passionsblumenkraut (Passiflorae herba).

Hauptwirkstoffe: Wenig bekannt! Flavon-Glykoside, Blausäure-Glykosid, geringe Mengen Harmanalkaloide.

Heilwirkung: Passionsblumenkraut wirkt beruhigend bei nervösen Erregungszuständen und bei nervös bedingten Einschlafstörungen.

Teezubereitung: Aufguß: 1 gehäuften Teelöffel (2 g) Passionsblumenkraut mit 150 ml kochendem Wasser übergießen, 10 Min. ziehen lassen. 2 – 3mal täglich und vor dem Einschlafen 1 Tasse des frisch zubereiteten Tees trinken. Tagesdosis 6 g Droge.

Besondere Anwendungen: Extrakte in Fertigpräparaten.

Nebenwirkungen: In der üblichen Dosierung nicht bekannt.

Teemischung: Bestandteil der TM 3 auf Seite 152 und der TM 4 auf Seite 153.

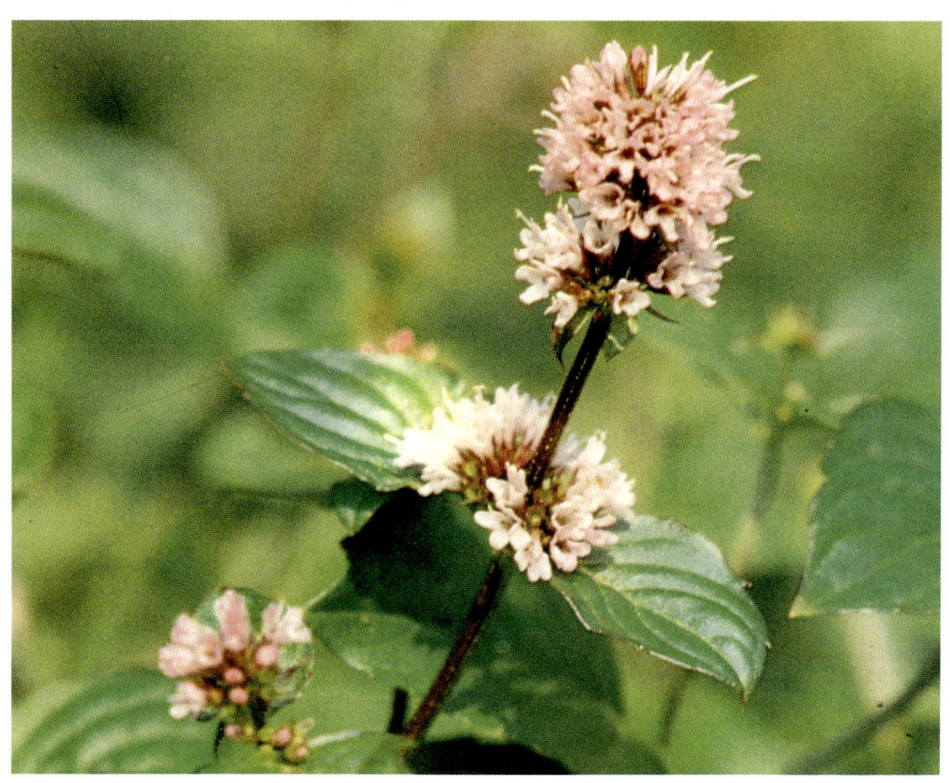

Pfefferminze

Mentha piperita
Fam. Lippenblütler *Lamiaceae*

Merkmale: Die Pfefferminze ist ein Bastard zwischen Wasserminze und Grüner Minze. Sie ist meist kahl und glänzend, rötlich überlaufen, bis 80 cm hoch, mit oberirdischen Ausläufern. Die grobgezähnten, gegenständigen Blätter sind kurz gestielt, die Blüten rosa, in dichten, meist unterbrochenen Ähren.
Blütezeit Juni bis September.

Standort, Verbreitung: Die Pfefferminze wächst nicht wild, da sie eine Kreuzung verschiedener Minzarten ist.

Heilkräftige Pflanzenteile: Pfefferminzblätter (Menthae piperitae folium).

Hauptwirkstoffe: Ätherisches Öl (besonders Menthol), Gerbstoff, Flavonoide, Bitterstoffe.

Heilwirkung: Pfefferminztee wirkt ausgezeichnet bei krampfartigen Magen-, Galle- und Darmbeschwerden sowie Blähungen und Durchfall durch seine antibakteriellen und krampflösenden, brechreizstillenden und gärungshemmenden Eigenschaften. Er fördert die Gallenproduktion und Gallenentleerung und entkrampft bei Gallenkoliken. Pfefferminzöl wirkt äußerlich auf Haut und Schleimhäute kühlend, antiseptisch und schmerzstillend (Salben, Einreibungen).

Teezubereitung: Aufguß: 2 gestrichene Teelöffel (1 g) Pfefferminzblätter mit 150 ml heißem Wasser übergießen, 5–10 Min. bedeckt ziehen lassen (nicht kochen). 3mal täglich eine Tasse des frisch zubereiteten Tees zwischen den Mahlzeiten trinken. Tagesdosis 2–3 g Droge.

Nebenwirkungen: Menthol ist in höheren Dosen nicht ungefährlich, vor allem für Kinder. Daher ist bei Verdauungsstörungen von Kleinkindern Kümmeltee vorzuziehen. Mentholhaltige Salben können bei empfindlichen Menschen Hautreizungen verursachen.

Hinweis: Pfefferminztee sollte vornehmlich als Heiltee, dagegen nicht dauernd (als Frühstückstee) getrunken werden, sondern abwechselnd mit anderen Kräutertees.

Besondere Anwendungen: Pfefferminzspiritus (alkoholischer Auszug), »Japanisches« Pfefferminzöl (Oleum Menthae piperitae), Salben (zur Bereitung von Dampf-Inhalation bei Atemwegserkrankungen, Einreibung bei rheumatischen Beschwerden und Kopfschmerzen).

Teemischung: Bestandteil der TM 1/2/3 auf Seite 152, der TM 8 auf Seite 156, der TM 9 auf Seite 158, der TM 15/16 auf Seite 162 und der TM 22/24 auf Seite 167.

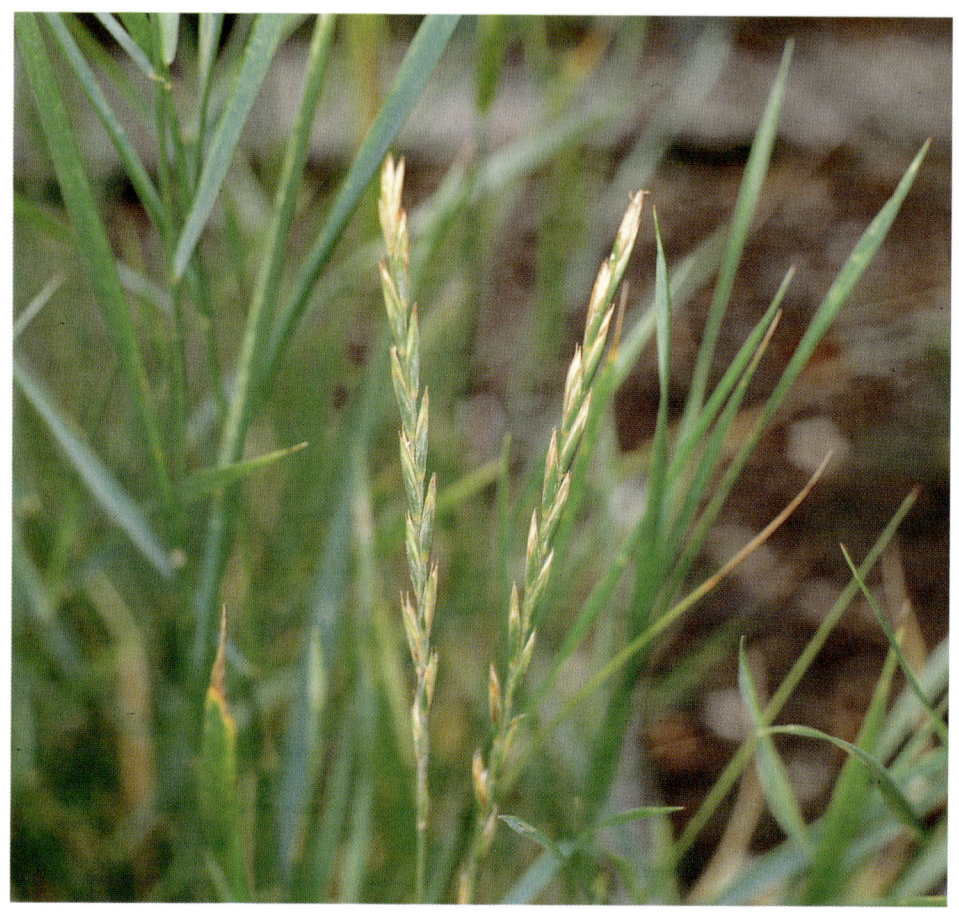

Quecke

Elymus repens (= Agropyron repens)
Fam. Süßgräser *Poaceae*

Merkmale: Die weit kriechenden, verzweigten, gelben Wurzelstöcke treiben kahle Stengel (bis über 1 m hoch) mit blaugrünen, flachen Blättern. Die Ähre besteht aus 10–15 mehrblütigen Ährchen, die mit der Schmalseite zur Achse stehen.
Blütezeit Juni bis August.

108

Standort, Verbreitung: Garten- und Acker-»Unkraut«. – Europa und Asien.

Heilkräftige Pflanzenteile: Der Queckenwurzelstock (Graminis rhizoma).

Hauptwirkstoffe: Schleimstoffe, Saponin. Außerdem ätherisches Öl, Kieselsäure, Kalium, Vitamine.

Heilwirkung: Durch ihre Wirkstoffkombination ist die Queckenwurzel eine bewährte Heildroge zur Entschlackung, zur Behandlung von Hautunreinheiten (Akne) und verschiedener Stoffwechselerkrankungen (Rheuma, Gicht). Durch

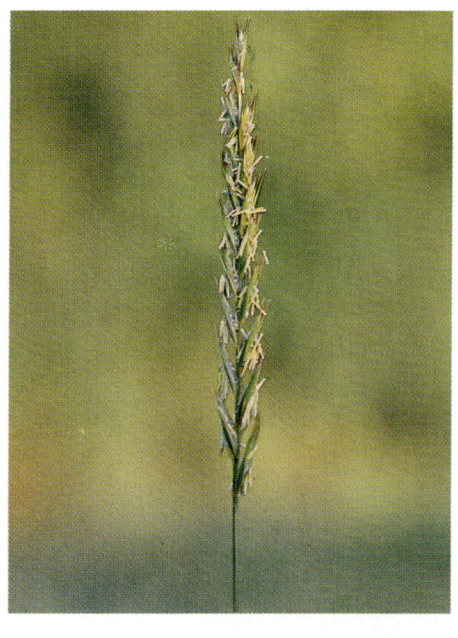

die Erhöhung der Harnausscheidung ist sie auch bei Erkrankungen der ableitenden Harnwege wirksam. Aufgrund ihres Schleimstoffgehalts kann sie als ergänzende Droge bei der Behandlung von Erkrankungen der oberen Luftwege (als reizlinderndes Hustenmittel) eingesetzt werden. Neue Forschungen ergaben die gesicherte Wirkung des ätherischen Öls gegen bestimmte Hautpilze.

Teezubereitung: Besondere Zubereitung: 2 – 3 gehäufte Teelöffel (4 – 6 g) Queckenwurzel mit 150 ml Wasser kalt ansetzen, zum Sieden erhitzen, sofort wegstellen, noch 5 – 10 Min. ziehen lassen, abseihen. Zur Stoffwechselanregung bzw. Entschlackung 4mal täglich eine Tasse des frisch zubereiteten Tees kurmäßig anwenden.

Besondere Anwendungen: Queckensaft (Entsafter).

Teemischung: Bestandteil der TM 6 auf Seite 155 und der TM 8 auf Seite 156.

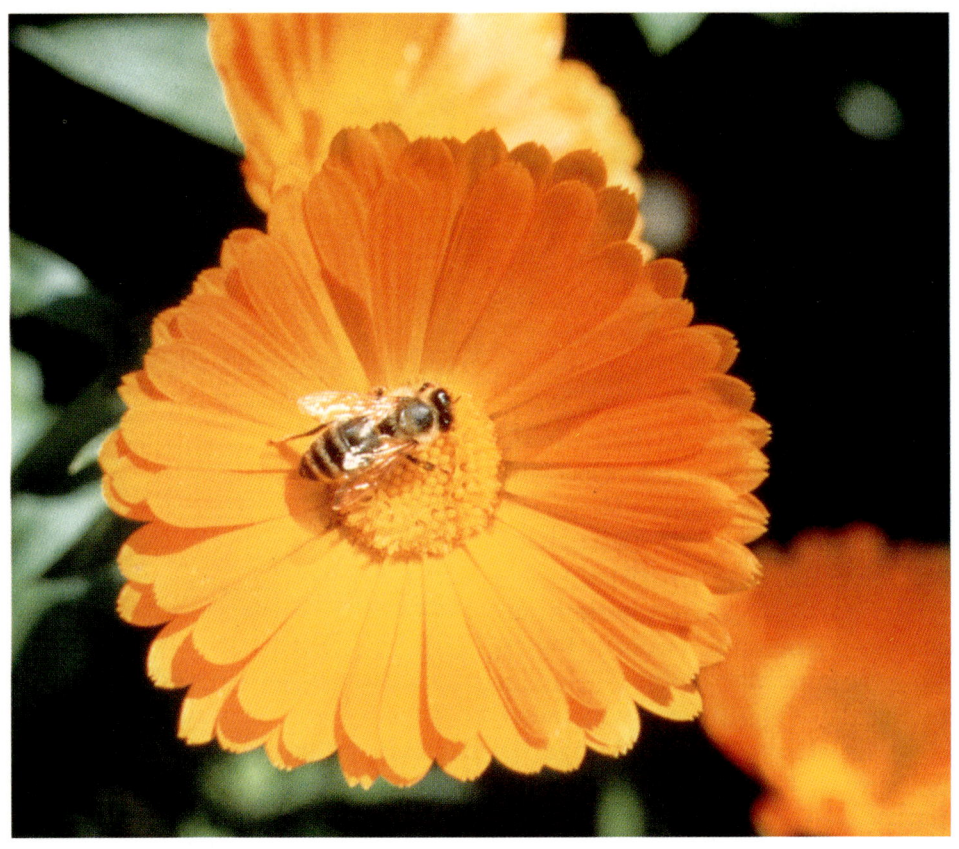

Ringelblume

Calendula officinalis
Fam. Korbblütler *Asteraceae*

Merkmale: Einjährige, harzig duftende Pflanze mit ästigem, filzig behaartem Stengel, bis 50 cm hoch. Die Laubblätter sind hellgrün, ungeteilt, zungenförmig, die Blütenköpfe bis 5 cm Durchmesser, die Strahlenkranzblüten orangegelb. Fruchtköpfe aufrecht. Frucht ohne Haarkranz, gekrümmt bis eingerollt und am Rücken oft stachelig und quergerieft.
Blütezeit Juni bis Spätherbst.

110

Standort, Verbreitung: Aus dem Mittelmeerraum stammende beliebte Gartenzierpflanze. Gelegentlich verwildert an Wegrändern, in Weinbergen, auf Schuttplätzen. – Europa.

Heilkräftige Pflanzenteile: Ringelblumenblüten (Calendulae flos).

Hauptwirkstoffe: Saponine, Bitterstoffe, ätherisches Öl, Flavonoide sowie noch wenig erforschte bakterientötende, entzündungshemmende Stoffe.

Heilwirkung: Saponindrogen haben – je nach ihrer Zusammensetzung – vielfältige Wirkungen. Eine scheint die Aktivierung von Heilungsprozessen durch Stoffwechselanregung zu sein. So wirkt auch die Ringelblumendroge – vor allem äußerlich angewendet – entzündungshemmend, antibakteriell, granulationsfördernd und wundheilend.

Teezubereitung: Aufguß: 2 gehäufte Teelöffel (2 g) Ringelblumen mit 150 ml kochendem Wasser überbrühen, 10 Min. ziehen lassen, abseihen. Innerlich 2–3mal täglich eine Tasse. Äußerlich für feuchte Umschläge.

Hauptanwendung: Äußerlich als »Ringelblumensalbe« oder Tinktur (1 Teil Droge in 10 Teilen 70%igem Alkohol) bei schlecht heilenden Wunden und eitrigen Geschwüren, Nagelbettentzündungen, Blutergüssen, Zerrungen, Quetschungen, entzündlichen Venenerkrankungen. Lokal bei Entzündungen der Mund- und Rachenschleimhaut.

Besondere Anwendung: Tee zu Spülungen bei entzündeter Mund- und Rachenschleimhaut.

Teemischung: Bestandteil der TM 7 auf Seite 155, der TM 9 auf Seite 158, der TM 11 auf Seite 159, der TM 13 auf Seite 160, der TM 16 auf Seite 162, der TM 24/25 auf Seite 167/168, der TM 28 auf Seite 171 und der TM 30 auf Seite 173.

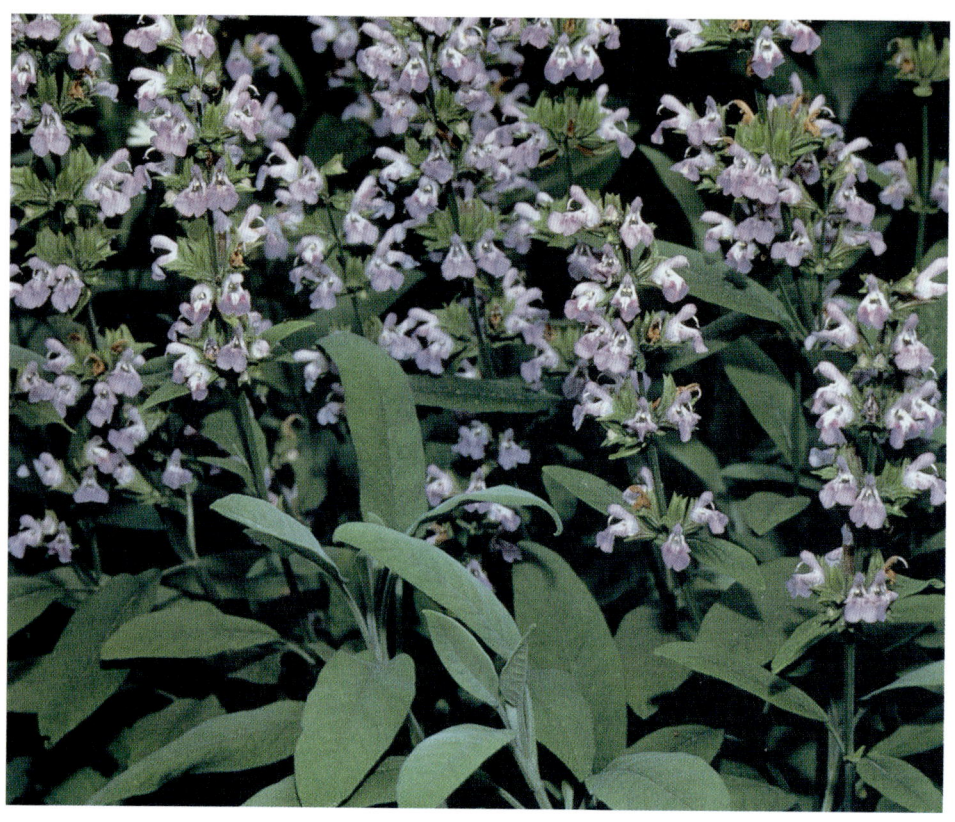

Salbei
Salvia officinalis
Fam. Lippenblütler *Lamiaceae*

Merkmale: Stark aromatischer, verzweigter Halbstrauch, bis 50 cm hoch; Blätter schmal, gestielt, fein runzlig, graufilzig, überwinternd. Lippenblüten 2–3 cm lang, hellviolett, in mehreren 4–8blütigen Gruppen eine unterbrochene Ähre bildend. Blütezeit Mai bis Juli.

Verwechslungsmöglichkeit: Ähnlich ist nur der zentral- und ostmediterrane Dreiblatt-Salbei mit meist dreiteiligen Blättern. Wirkstoffe und Heilwirkung ähnlich wie beim Gartensalbei.

Standort, Verbreitung: An Felshängen im Mittelmeerraum, in Europa viel als Gartenpflanze (Gewürz) kultiviert und im Süden verwildert.

Heilkräftige Pflanzenteile: Salbeiblätter (Salviae folium).

Hauptwirkstoffe: Ätherisches Öl (besonders Thujon), Bitterstoffe, Gerbstoff, Flavonoide.

Heilwirkung: Salbei wirkt schleimhautzusammenziehend (Gerbstoff) und stark keimhemmend, z. B. bei Halsentzündungen. Krampflösend und entzündungshemmend bei Magen- und Darmentzündungen, bei Blähungen, Verdauungsstörungen und Durchfall. Gegen Nachtschweiß (bei Tbc). Hemmt die Milchsekretion (Erleichterung des Abstillens).

Teezubereitung: Am besten im kombinierten Verfahren: Zuerst Aufguß, dann Filtrat nochmals aufkochen und beide Auszüge mischen. Dosierung: als Magen-Darm-Tee 1/2 Teelöffel (ca. 1 g), als Gurgeltee 2 Teelöffel (2,5 g) Droge (oder 5 g Tinktur auf 1 Glas Wasser) mit 150 ml kochendem Wasser überbrühen, 10 Min. ziehen lassen, abseihen. Den Rückstand nochmals kurz aufkochen und den Absud beifügen. 2 – 3 Tassen täglich 1/2 Stunde vor den Mahlzeiten trinken.

Gegenanzeige: Reines ätherisches Öl und Tinktur nicht während der Schwangerschaft anwenden.

Nebenwirkungen: Höhere Dosis und längere innerliche Anwendung vermeiden (Thujon), da die Gefahr epilepsieähnlicher Krämpfe besteht!

Besondere Anwendung: Äußerlich ist der Tee ein hervorragendes Mittel zum Gurgeln bei Entzündungen des Mund- und Rachenraumes. Salbeitinktur (aus der Apotheke) gegen übermäßige Schweißabsonderung und zum Gurgeln. Als Gewürz zu fetten Fleischgerichten zu empfehlen.

Teemischung: Bestandteil der TM 28 auf Seite 171 und der Tinkturmischung Seite 173.

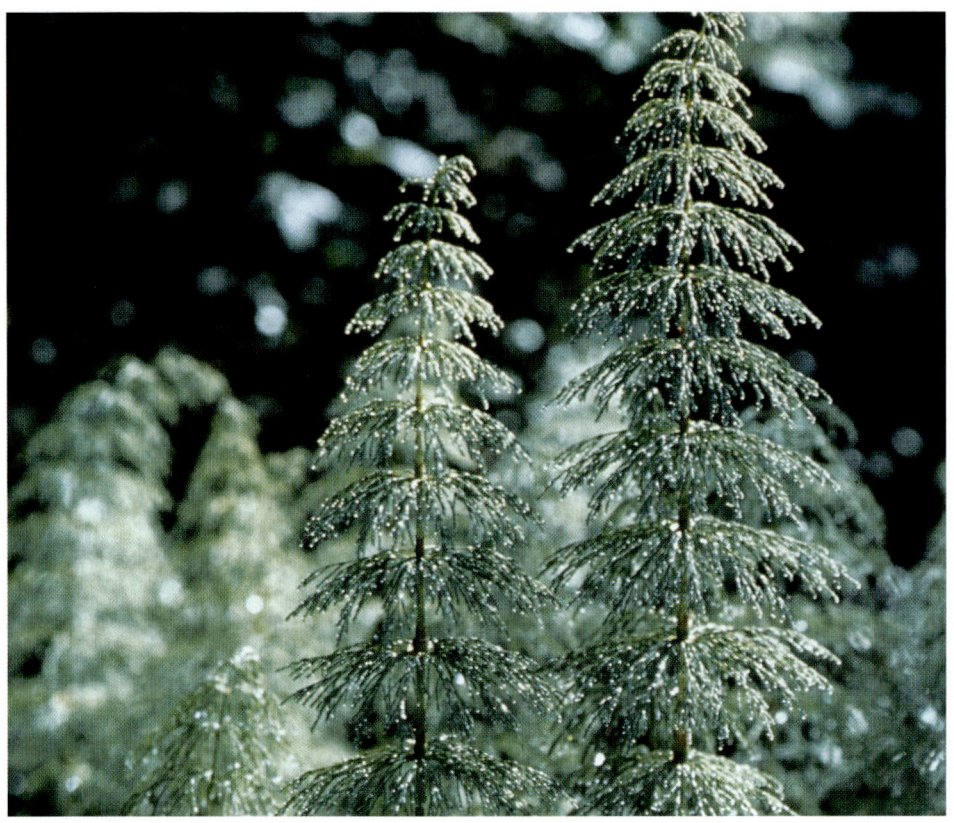

Schachtelhalm, Zinnkraut

Equisetum arvense · **Fam. Schachtelhalmgewächse** *Equisetaceae*

Merkmale: Aus dem oft sehr tief liegenden Wurzelstock entspringen im Frühling die braunen Sporentriebe (bis 20 cm hoch). Der Stengel trägt mehrere glockige Scheiden und an der Spitze einen zapfenartigen Sporenstand.
Im Sommer erscheinen die grünen, gerippten Stengel (bis 50 cm hoch) mit trichterartigen Scheiden und dünnen, im Kreis stehenden Seitenästen.

Schachtelhalm, Zinnkraut

Standort, Verbreitung: Auf feuchten Lehmböden, in Auen und Wiesen, an Bahndämmen; Ackerunkraut. – Gemäßigte Klimazone der Nordhalbkugel.

Heilkräftige Pflanzenteile: Die jungen grünen Sommersprosse (Equiseti herba).

Hauptwirkstoffe: Viel Kieselsäure, Kalium, Flavonoide, Alkaloide in Spuren. Inhaltsstoffe noch ungenügend bekannt.

Heilwirkung: Durch die Flavone wirkt Schachtelhalm leicht harntreibend und eignet sich zur Durchspülungstherapie bei Entzündungen der Blase und der Harnwege, daher ist auch eine allgemein entschlackende Wirkung bei Rheuma, Gicht, Hautausschlägen, Akne und Schuppenflechte gegeben. Lösliche Kieselsäure steigert die körpereigene Abwehr.

Teezubereitung: Kaltauszug: 2 gehäufte Teelöffel (ca. 3 g) Zinnkraut mit 1/4 l Wasser 12 Stunden lang kalt ausziehen (oder als Aufguß zubereiten und eine halbe Stunde ziehen lassen). 3 Tassen pro Tag sollten für eine Kur über längere Zeit getrunken werden. Tagesdosis 6 g Droge.

Hinweis: Schachtelhalm galt lange Zeit als wirksame Droge bei Lungenkrankheiten (Tbc), doch liegen keine Beweise einer positiven Wirkung vor.

Gegenanzeige: Bei Ödemen keine Durchspülungstherapie!

Besondere Anwendungen: Äußerlich (Bäder) zur unterstützenden Behandlung bei Durchblutungsstörungen der Haut, schlecht heilenden Wunden, Frostbeulen. Für ein Vollbad werden 100 g Schachtelhalmkraut mit kochendem Wasser überbrüht, dann 15 – 30 Min. gekocht, abgeseiht und der Absud dem Badewasser beigegeben.

Teemischung: Bestandteil der TM 7 auf Seite 155 und der TM 9 auf Seite 158.

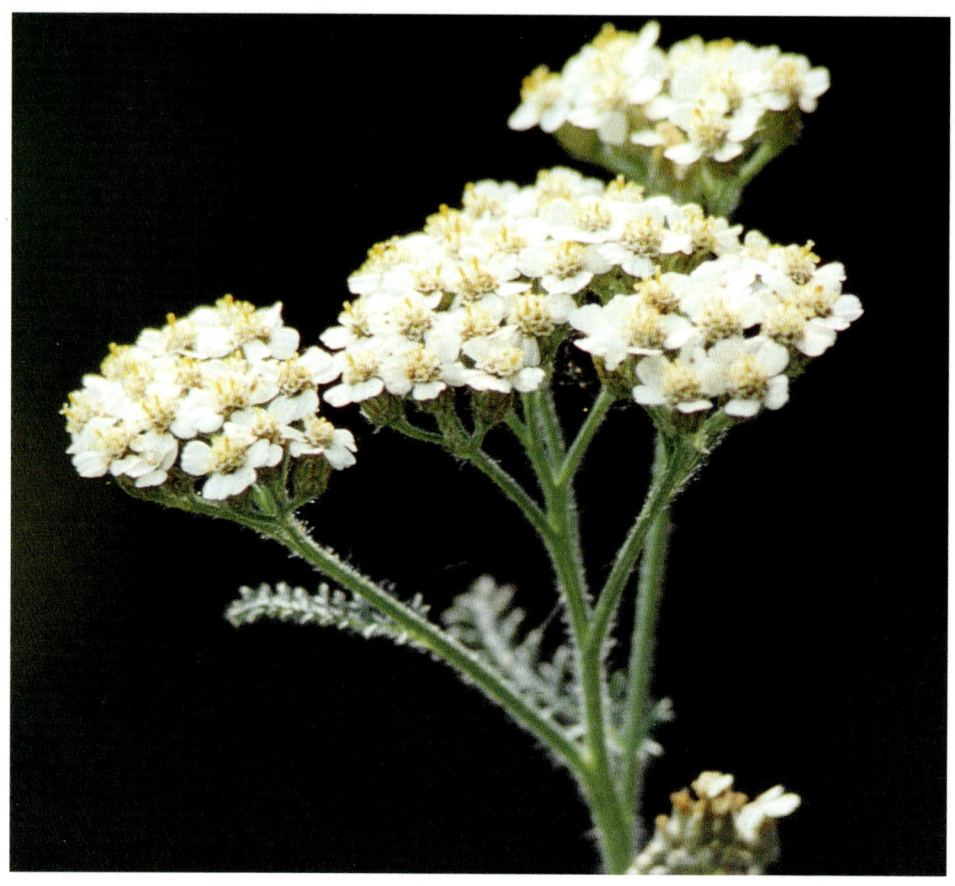

Schafgarbe

Achillea millefolium
Fam. Korbblütler *Asteraceae*

Merkmale: Der kräftige Stengel ist 30–50 cm (bis 100 cm) hoch, oben verzweigt, mit zahlreichen winzigen (Durchmesser 3–5 mm), meist weißen Blütenköpfchen in doldenartigen »Ebensträußen«. Blätter im Umriß schmal lanzettenförmig, meist 3fach fein zerteilt, behaart, aromatisch riechend.
Blütezeit Juni bis Spätherbst.

116

Standort, Verbreitung: Häufig in Wiesen und Weiden bis 2000 m. – Europa, Nordamerika.

Heilkräftige Pflanzenteile: Schafgarbenkraut (Millefolii herba) oder nur die Blüten (Millefolii flos).

Hauptwirkstoffe: Die Schafgarbendroge gehört zu den Amara aromatica (ätherische Öle und Bitterstoffe): ätherisches Öl (vor allem Chamazulen), außerdem Flavonoide, Bitterstoff (Sesquiterpenlacton), Gerbstoff.

Heilwirkung: Aufgrund der Wirkstoffkombination ist die Schafgarbe – ähnlich der Kamille – vielseitig in ihrer Heilwirkung. Vor allem ihre antiseptischen, entzündungshemmenden und entkrampfenden Wirkstoffe sind bei leichten krampfartigen Magen-, Darm- und Gallenstörungen hilfreich. Die Bitterstoffe regen außerdem den Appetit an. Auch zur unterstützenden Behandlung von krampfartigen Menstruationsbeschwerden wird die Schafgarbe verwendet. Äußerlich (Umschläge, Bäder, alkoholische Auszüge) als Wundheilmittel.

Teezubereitung: Aufguß: 2 gehäufte Teelöffel (3 g) Schafgarbenkraut mit 150 ml kochendem Wasser übergießen, 10 Min. zugedeckt ziehen lassen, abseihen. 3–4mal täglich 1 Tasse zwischen den Mahlzeiten trinken.

Nebenwirkungen: Bei empfindlichen Personen kann der Hautkontakt, vor allem in der Sonne, zu Hautreizungen mit Bläschenbildung führen (relativ seltene Korbblütlerallergie).

Besondere Anwendungen: Fertigpräparate: Saft (stoffwechselanregend: 3mal täglich 1 Eßlöffel mit Obstsaft verdünnt einnehmen), Badezusatz.

Teemischung: Bestandteil der TM 2 auf Seite 152, der TM 9 auf Seite 158, der TM 16 auf Seite 162, der TM 21 auf Seite 165 und der TM 24/25 auf Seite 167/168.

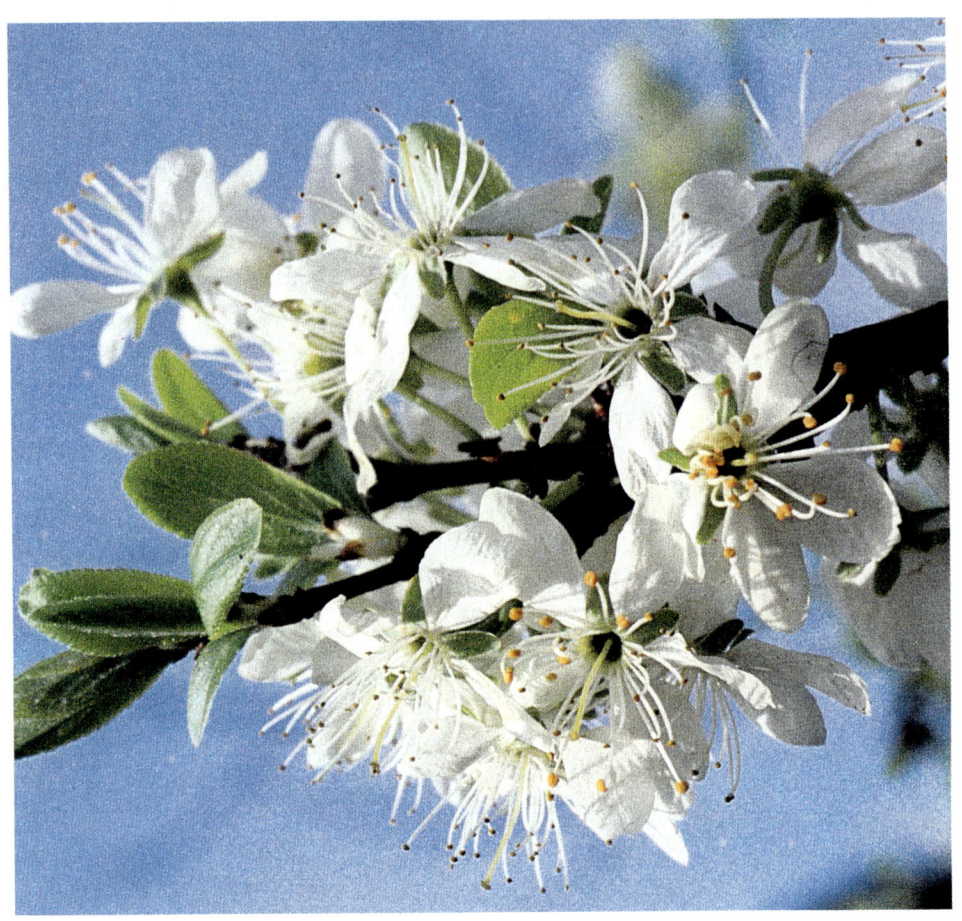

Schlehdorn

Prunus spinosa
Fam. Rosengewächse *Rosaceae*

Merkmale: Stark verzweigter und verdornter Strauch (bis 3 m hoch) mit grauer Borke, samtig behaarten jungen Zweigen und kugeligen Knospen. Die Blüten sind schneeweiß und erscheinen vor den eiförmigen, gesägten Blättern im März und April. Steinfrucht blau, weiß bereift, bis 1 cm Durchmesser, erst nach Frost eßbar.

118

Standort, Verbreitung: Sonnige Waldränder, Heiden und Magerwiesen. – Europa.

Heilkräftige Pflanzenteile: Blüten des Schlehdorns (Flos Pruni spinosi = Acaciae flos).

Hauptwirkstoffe: Flavon-Glykoside, Nitril-Glykosid, in den Früchten Gerbstoff, Vitamin C.

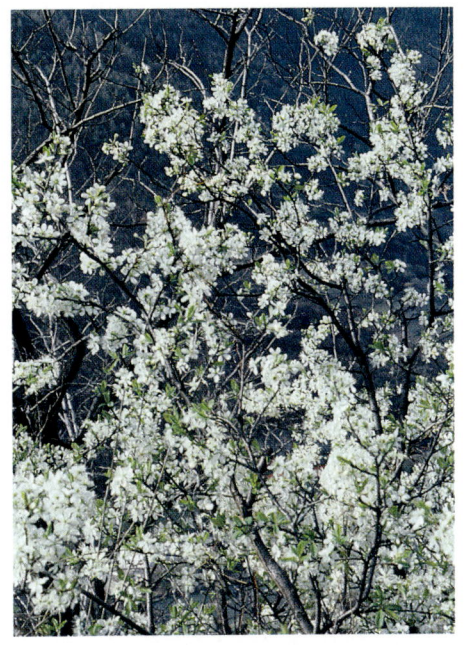

Heilwirkung: Schlehenblüten wirken leicht abführend. Der wohlschmeckende Tee ist deshalb auch für Kinder geeignet. Darüber hinaus regt der Schlehdorn die Harnausscheidung an und ist damit auch als Entschlackungstee empfehlenswert. Gleichzeitig ist eine schwache Kreislaufwirkung vorhanden.

Teezubereitung: Aufguß: 1–2 gehäufte Teelöffel (1–2 g) Schlehdornblüten mit 150 ml kochendem Wasser überbrühen, 10 Min. ziehen lassen, abseihen. 2mal täglich 1 Tasse trinken.

Besondere Anwendungen: Aus den spät reifenden Steinfrüchten können Schlehensaft und Marmelade bereitet werden, die durch Anregung der Magensaftsekretion bei Appetitlosigkeit am Morgen helfen.

Teemischung: Bestandteil der TM 10 auf Seite 158 und der TM 27 auf Seite 170.

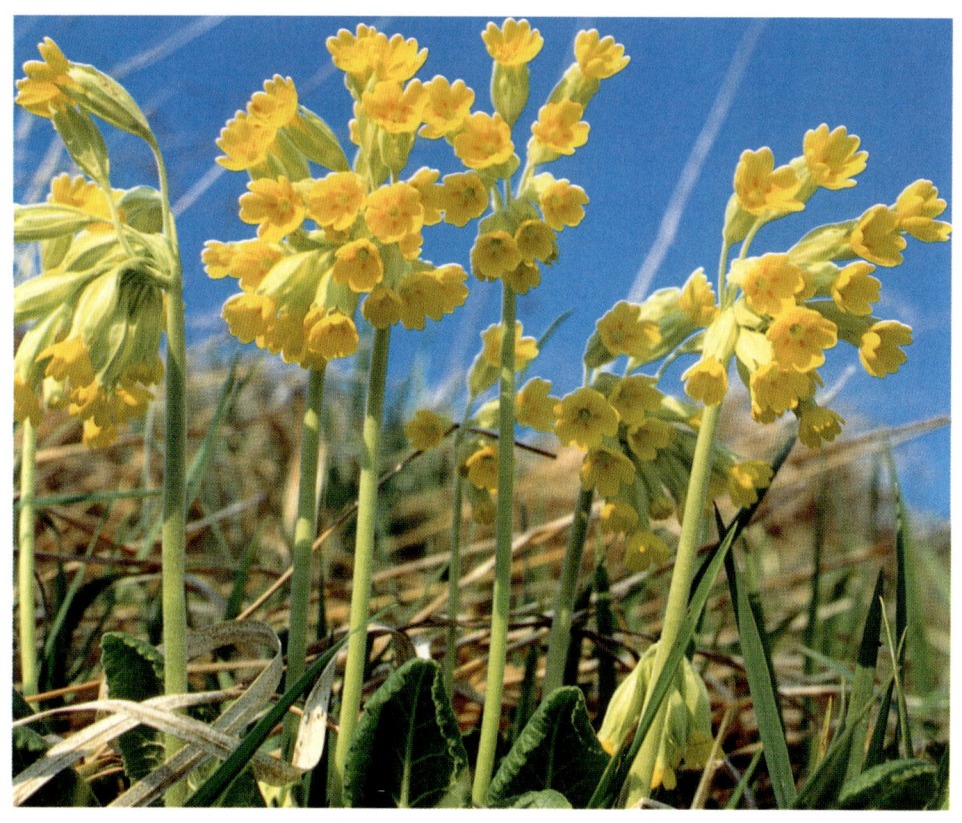

Schlüsselblume

Primula veris (= P. officinalis) · **Fam. Schlüsselblumengewächse** *Primulaceae*

Merkmale: Der kurze Wurzelstock treibt eine Blattrosette aus eiförmigen, in den Stiel verschmälerten, runzeligen Blättern mit gewelltem Rand. Blütenstengel bis 20 cm hoch, mit einer Dolde gestielter Blüten. Der helle Kelch ist glockenförmig, mit 3eckigen, spitzen Zipfeln. Blumenkrone mit einem Durchmesser von 10–25 mm, dottergelb, innen mit 5 orangefarbenen Flecken.
Blütezeit April und Mai.

Standort und Verbreitung: Feuchte Wiesen. – Europa, Asien.

Heilkräftige Pflanzenteile: Vor allem die Primelwurzel (Primulae radix), seltener die Primelblüten mit Kelch (Primulae flos cum calycibus).

Hauptwirkstoffe: Wichtige Saponindroge: Saponin besonders in der Wurzel und im Kelch, in der Blüte auch ätherisches Öl, außerdem Flavone und Gerbstoff.

Heilwirkung: Die Saponine der Schlüsselblumenwurzel wirken durch Verflüssigung des Bronchialsekrets schleimlösend und auswurffördernd bei Katarrhen der Atemwege, hartnäckigem Husten, Keuchhusten, akuter und chronischer Bronchitis. Sie wirken außerdem hemmend auf die Vermehrung von Bakterien und Viren und dadurch heilend bei Entzündungen. Der leicht harntreibende Effekt der Heilpflanze könnte auch durch die Flavonoide ausgelöst werden.

Teezubereitung: Besondere Zubereitung: 1/2 Teelöffel (1 g) Primelwurzel mit 200 ml Wasser kalt ansetzen, zum Sieden erhitzen, 2 Min. kochen lassen, wegstellen und noch 10 Min. ziehen lassen. Alle 2–3 Stunden 1 Eßlöffel voll einnehmen. Tagesdosis 1 g Droge.
Primelblüten: 2 Teelöffel (2 g) als Aufguß. Als Bronchialtee mehrmals täglich 1 Tasse, mit Honig gesüßt, besonders morgens und abends, möglichst heiß trinken.

Nebenwirkungen: Bei empfindlichen Personen können Magenbeschwerden auftreten.

Besondere Anwendung: Extrakte und Tinkturen als Fertigpräparate. Bestandteil zahlreicher Hustensäfte.

Teemischung: Bestandteil der TM 18 auf Seite 164.

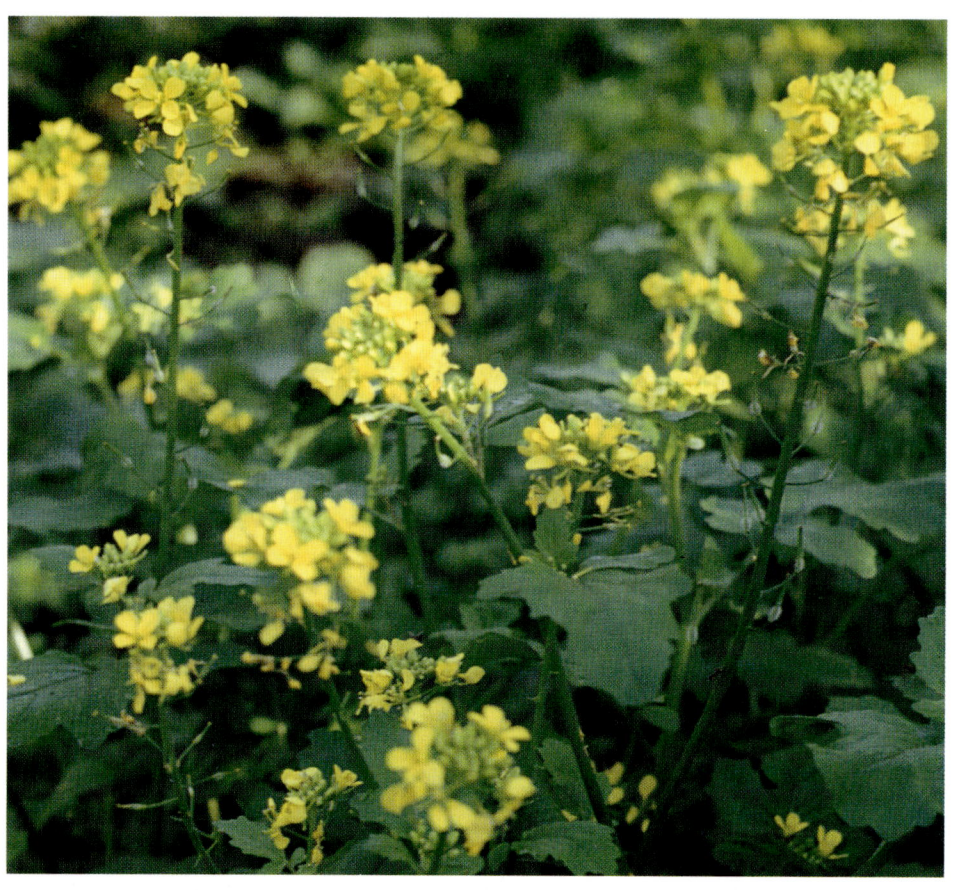

Senf (Weißer)

Sinapis alba
Fam. Kreuzblütler *Brassicaceae*

Merkmale: Einjährige, borstig behaarte Pflanze mit ästigem Stengel, bis 80 cm hoch, und tief gelappten, im Umriß eiförmigen Blättern, Blütenstand anfangs doldenähnlich, später verlängert. Blüten hellgelb, Durchmesser etwa 1 cm, Fruchtschoten borstig, der flache, messerartige Schnabel gleich lang wie die Frucht.
Blütezeit Juni bis Herbst.

122

Standort, Verbreitung: Aus dem östlichen Mittelmeerraum stammende Kulturpflanze, in Europa gelegentlich angebaut und selten verwildert.

Heilkräftige Pflanzenteile: Senfsamen (Sinapis albae semen).

Hauptwirkstoffe: Senföl-Glykoside (Sinalbin), fettes Öl.

Heilwirkung: Senfsamen fördern die Produktion der Verdauungssäfte und wirken appetitanregend. Sie helfen bei akuten und chronischen Verdauungsstörungen sowie bei Sodbrennen. Äußerlich hautreizend und dadurch durchblutungsfördernd. Erhöhung der körpereigenen Abwehr wurde nachgewiesen.

Anwendung: Innerlich als Speisesenf; Senfkörner sollen in kleinen Mengen als tägliches Gewürz der Nahrung (z.B. Salaten) beigegeben werden als Verdauungshilfe und zur Vorbeugung gegen Verdauungsstörungen. Durch antibiotische Wirkung darmentgiftend. Bei Verdauungsstörungen vor dem Essen 1–2 Teelöffel Senfsamen mit Wasser einnehmen. Äußerlich wird Senfmehl verwendet als Breiumschlag (Wickel) oder auch als alkoholischer Auszug zum Einreiben: hautreizendes und durchblutungsförderndes Mittel zur ableitenden Therapie bei Bronchitis, Lungenentzündung, Rheuma.

Breizubereitung: 2 Handvoll Senfmehl mit lauwarmem Wasser zu Brei verrühren, auf ein Tuch streichen und auf die vorher durch feuchte Gaze abgedeckte Haut auflegen. Sobald die Wirkung eintritt (intensives Brennen), Wickel entfernen, Haut abwaschen. Senfbreiumschläge nicht länger als 10 Min. anwenden. Fertigpräparate: Senfpflaster, Senfpulver.

Nebenwirkungen: Vorsicht! Senfumschläge verursachen bei empfindlicher Haut Blasenbildung oder sogar Eiterung, daher sollte der Senfbrei nicht direkt auf die Haut gebracht werden.

Gegenanzeige: Krampfadern, schwere Kreislauferkrankungen. Nierenerkrankungen, Schwangerschaft.

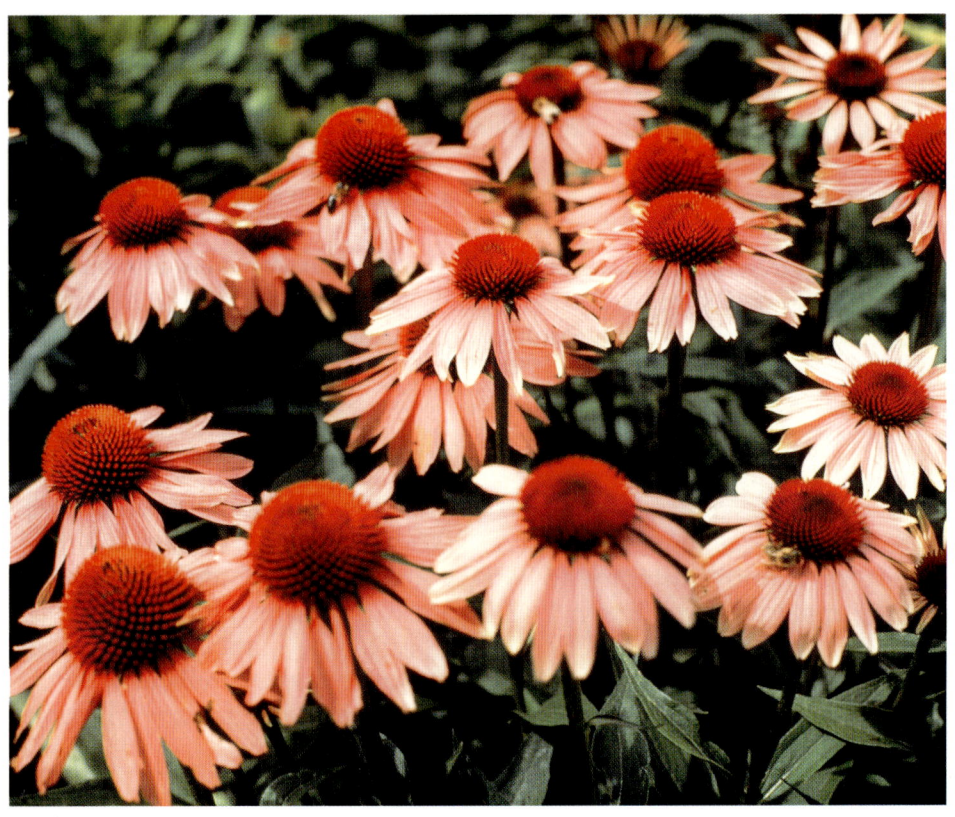

Sonnenhut
Echinacea pallida und purpurea
Fam. Korbblütler *Asteraceae*

Merkmale: Der dünne, borstig behaarte Stengel wird bis über 60 cm hoch und trägt eine bis 10 cm große, blaß purpurrote »Sonnenblume«. Untere Blätter lang gestielt, schmal bis 15 cm lang und 2,5 cm breit, deutlich 3nervig, die oberen kleiner, sitzend. Die inneren »Scheibenblüten« bilden zusammen mit stechenden Spreublättern ein halbkugeliges bräunliches Köpfchen, die schmalen äußeren Zungenblüten sind etwa 4 cm lang, meist herabgebogen.
Blütezeit Juni bis Oktober.

Standort, Verbreitung: Die Wildart wächst in trockenen Hochgrasfluren (Prärien) des zentralen Nordamerika.

Heilkräftige Pflanzenteile: Die Wurzel oder das Kraut (Echinaceae pallida radix, purpureae herba).

Hauptwirkstoffe: Echinacosid, ätherisches Öl, Bitterstoffe sowie ein antibakterieller Wirkstoff; wasserlösliche Heteropolysaccharide.

Heilwirkung: Die Polysaccharide der Sonnenhutwurzel sind für die Stärkung der körpereigenen Abwehrkraft verantwortlich. Sie eignet sich deshalb zur Behandlung und Vorbeugung von Grippe, Erkältungskrankheiten (Hals-, Nasen- und Rachenbereich) und anderen Infektionskrankheiten. Durch ihre antibakterielle Wirkung kann sie auch zur Wundbehandlung (schlecht heilende eitrige Wunden) verwendet werden. Außerdem zur Unterstützungstherapie bei hartnäckigen Hautkrankheiten wie Schuppenflechte (Psoriasis) zu empfehlen. Auch eine hemmende Wirkung gegen Herpes-Viren wurde festgestellt (Fieberblasen mit Tinktur betupfen).

Anwendung: Preßsaft-Fertigpräparate (Tropfen als Grippevorbeugung, Salbe zur Wundheilung). Zahlreiche homöopathische Arzneimittel.

Teezubereitung: Aufguß: Etwa 1/2 Teelöffel (1 g) der Wurzeldroge wird mit 150 ml heißem Wasser übergossen, 10 Min. ziehen lassen, abseihen. Mehrmals täglich 1 Tasse frisch zubereiteten Tee trinken.

Hinweis: Tee 4 Tage lang trinken, dann eine Pause von 3 Tagen einlegen usw. Die Wirksamkeit der getrockneten Teedroge wird unterschiedlich beurteilt.

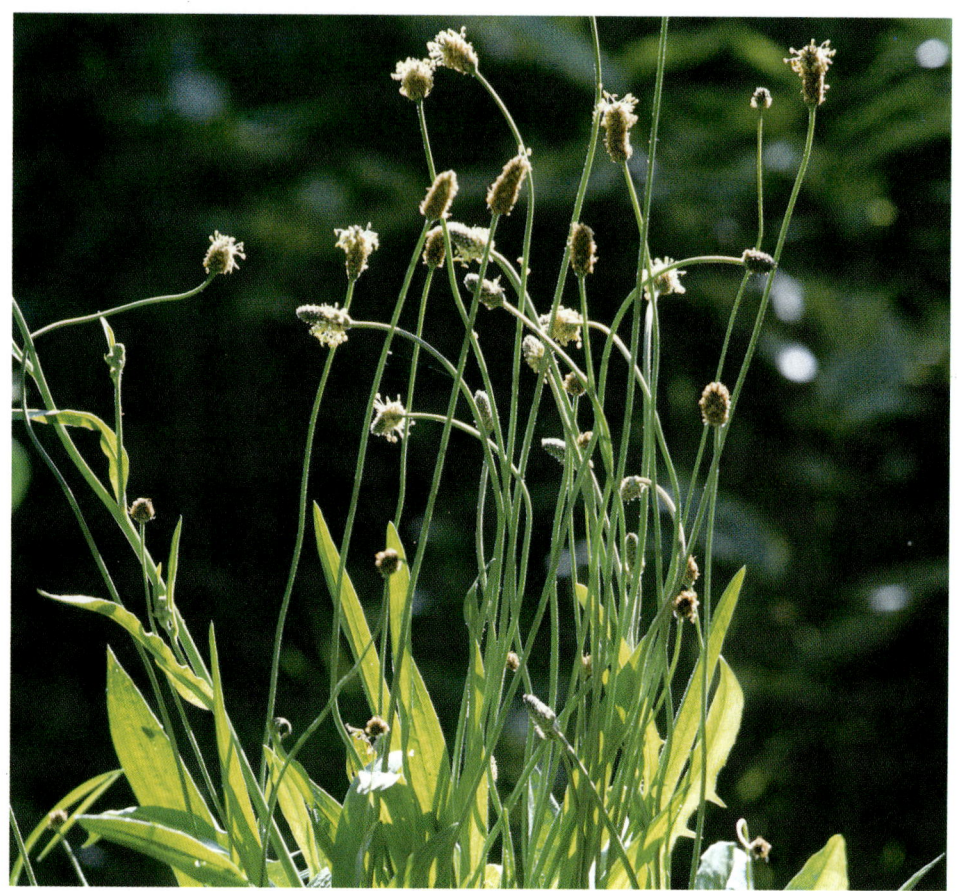

Spitzwegerich

Plantago lanceolata · **Fam. Wegerichgewächse** *Plantaginaceae*

Merkmale: Die schmalen, 2 cm breiten, bis 20 cm langen Blätter mit parallelen Nerven entspringen am Boden (Rosette). Blüten unscheinbar, in dichter Ähre auf bis 40 cm hohem Schaft. Staubfäden weiß, lang herausragend.
Blütezeit Mai bis September.

Standort, Verbreitung: Auf Wiesen und Weiden bis 2500 m. – Europa und Asien, in der gemäßigten Klimazone weltweit verschleppt.

Heilkräftige Pflanzenteile: Spitzwegerichblätter (Plantaginis folium).

Hauptwirkstoffe: Schleim, Bitterstoffe, Gerbstoff, das Glykosid Aucubin, keimhemmende Stoffe (wahrscheinlich nur im Preßsaft wirksam). Außerdem Flavonoide, Kalium.

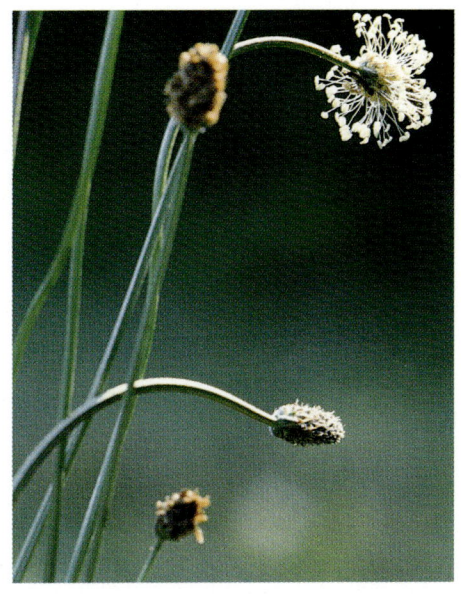

Heilwirkung: Der Schleim der Droge schützt durch Abdeckung der Rachenschleimhäute vor Neuinfektion und erleichtert das Abheilen. Daher liefert die Spitzwegerichdroge eines der bekanntesten zusammenziehenden, reizlindernden, antibakteriell wirkenden Hustenmittel. Angezeigt bei Katarrhen der Atemwege, Bronchitis, Keuchhusten, Entzündungen der Mund- und Rachenschleimhaut (Preßsaft).

Teezubereitung: Aufguß: 2 gehäufte Teelöffel (2 g) Spitzwegerichblätter mit 150 ml kochendem Wasser übergießen, 15 Min. ziehen lassen. 3mal täglich 1 Tasse des frisch zubereiteten Tees (mit Honig gesüßt) trinken.

Besondere Anwendung: Fertigpräparate, Spitzwegerichsirup. Preßsaft äußerlich als Wundheilmittel (antibakterielle und blutstillende Wirkung des Aucubins) bei Haut- und Schleimhautentzündungen.

Teemischung: Bestandteil der TM 17 auf Seite 163 und der TM 18 auf Seite 164.

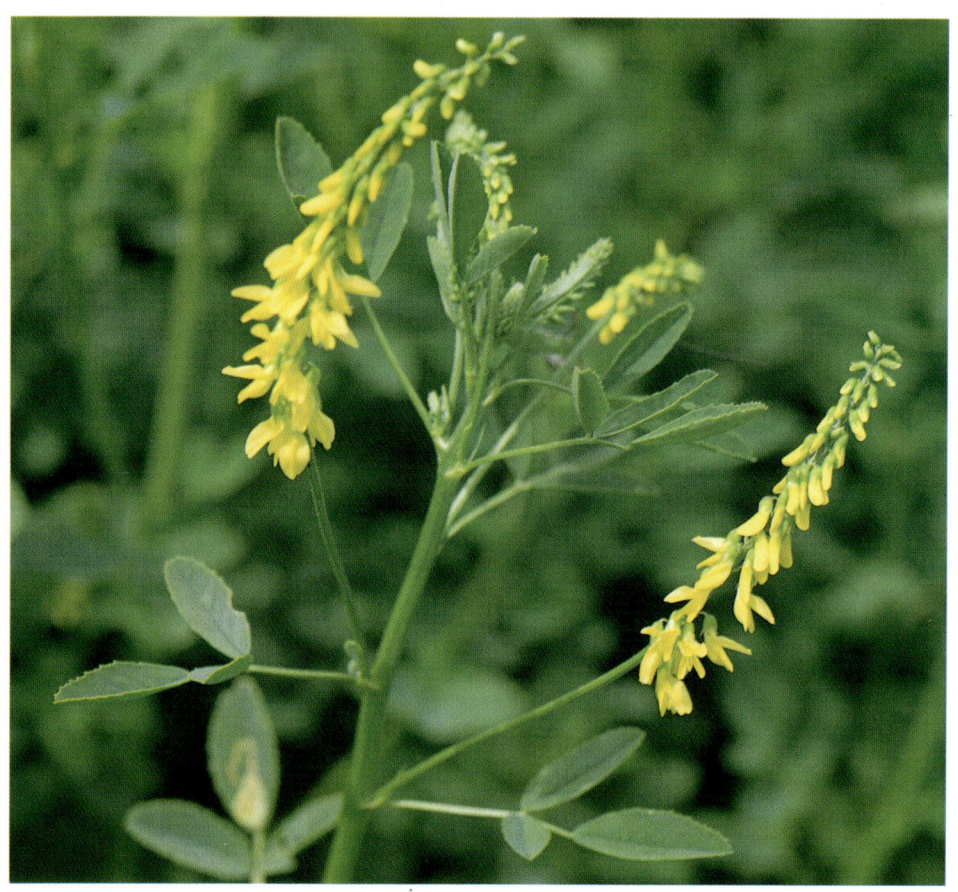

Steinklee, Honigklee

*Melilotus officinalis · **Fam. Schmetterlingsblütler** Fabaceae*

Merkmale: Zweijähriges, nach Heu duftendes Kraut mit starker Pfahl-wurzel. Stengel kahl, bis über 1 m hoch, mit 3zähligen, grobgezähnten Blättern, in deren Achseln langgestielte, gelbe Blütentrauben entsprin-gen. Fruchthülsen eiförmig, 4 mm, kahl, mit schwachen Quernerven. Blütezeit Mai bis September.

Verwechslungsmöglichkeit: Der Hohe Steinklee (Fruchthülsen behaart, netznervig) ist eine Sumpfpflanze mit ähnlichen Wirkstoffen.

Standort, Verbreitung: Häufig in mageren Wiesen und auf steinigem Ödland. – Aus Asien stammender, häufiger Kulturbegleiter.

Heilkräftige Pflanzenteile: Steinkleekraut (Meliloti herba).

Hauptwirkstoffe: Cumarin-Glykoside, Flavonoide, Gerbstoff, Triterpen-Saponine.

Heilwirkung: Die Cumarin-Verbindungen des Steinklees wirken auf die haarfeinen Blutgefäße (Kapillaren). Wie dieser positive Effekt zustande kommt, ist nicht geklärt. Am ehesten ist es die Summe von entzündungshemmenden, krampflösenden, durchblutungsfördernden und gefäßabdichtenden Eigenschaften der verschiedenen Cumarinstoffe und ihrer Abbauprodukte. Steinklee ist eine bewährte Droge zur unterstützenden Behandlung bei Venenerkrankungen (Schweregefühl in den Beinen, Wadenkrämpfe, Schwellungen, Krampfadern, Venenentzündung, Hämorrhoiden).

Teezubereitung: Aufguß: 1–2 gehäufte Teelöffel (1–2 g) Steinkleekraut mit 150 ml kochendem Wasser übergießen, 5–10 Min. ziehen lassen. 2–3 Tassen täglich trinken.

Nebenwirkungen: Die im Steinklee enthaltenen Cumarine können bei empfindlichen Personen Kopfschmerzen verursachen.

Besondere Anwendung: Äußerlich zu Umschlägen oder in Salben bei Prellungen, Verstauchungen und Blutergüssen. Extrakte als Bestandteil von Kräuterbädern. Auch als Kräuterkissen anwendbar.

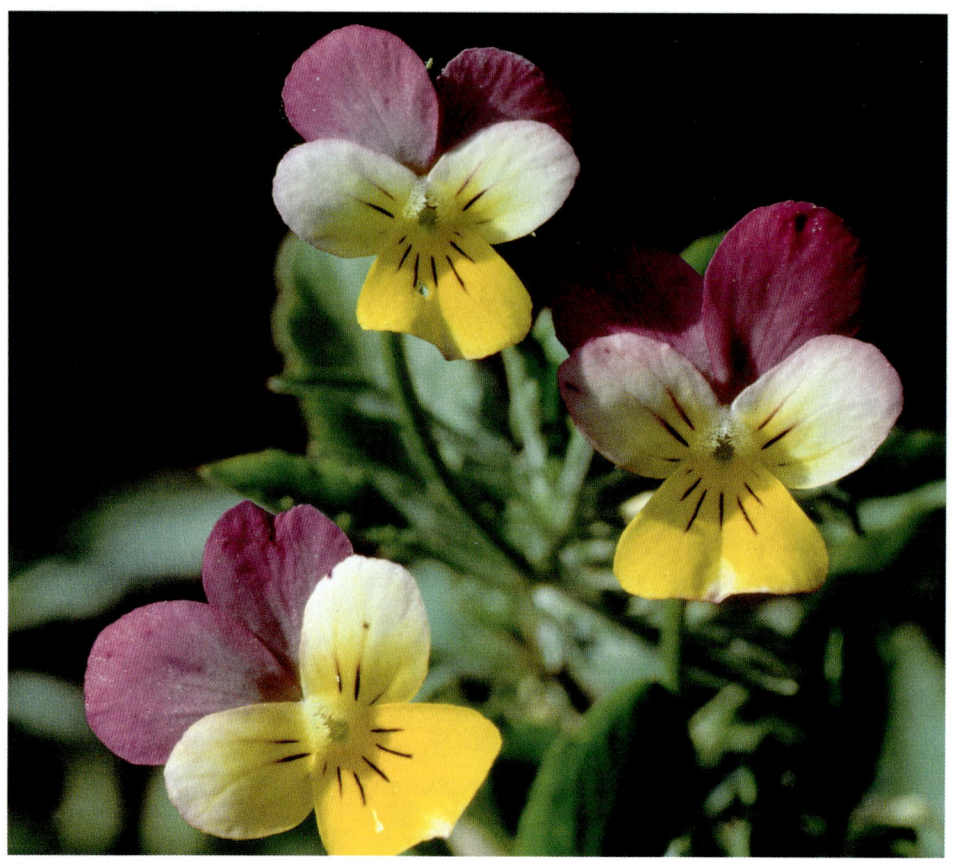

Stiefmütterchen

Viola tricolor · **Fam. Veilchengewächse** *Violaceae*

Merkmale: Meist einjähriges, gelbgrünes, ästiges Kraut. Blätter eiförmig mit tief zerteilten Nebenblättern. Blüten verschieden gefärbt, von hellgelb bis violett oder gemischtfarbig.
Blütezeit Mai bis August.

Standort, Verbreitung: In Äckern, Wiesen, Weiden. – Europa, Asien.

130

Heilkräftige Pflanzenteile: Stiefmütterchenkraut (Violae tricoloris herba).

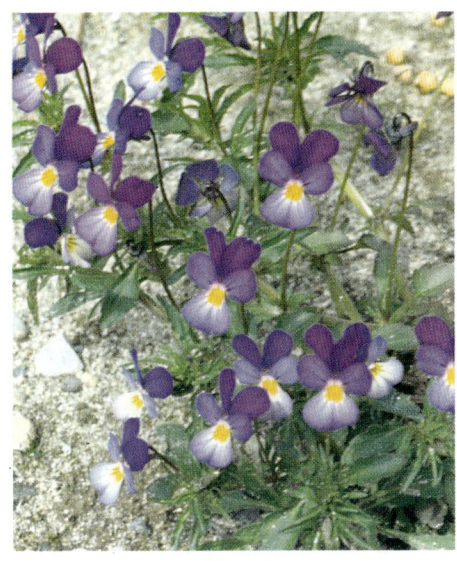

Hauptwirkstoffe: Salicylsäureverbindungen, Schleim, Flavonoide, Gerbstoff, Bitterstoffe, Saponin.

Heilwirkung: Im Vordergrund steht die Heilwirkung bei Hautkrankheiten. Stiefmütterchen ist aber auch eine gute Schleimdroge mit der bekannten schleimhautschützenden Wirkung. Sie fördert die Schleimabsonderung bei fiebrigen Bronchialerkrankungen mit trockenem Husten. Die Flavonoid-Saponin-Kombination wirkt außerdem harntreibend. Stiefmütterchenkraut eignet sich deshalb als unterstützende Droge in Stoffwechsel- und Erkältungsteemischungen. Als Einzeldroge ist sie vor allem bei ekzemartigen und chronischen Hauterkrankungen wirksam.

Teezubereitung: Aufguß: Für die innerliche Anwendung 1 – 2 Teelöffel (1 – 2 g) Stiefmütterchenkraut mit 150 ml kochendem Wasser übergießen und 10 Min. ziehen lassen, abseihen. 3 Tassen täglich trinken; bei Akne und chronischen Hauterkrankungen über mehrere Wochen. Für feuchte Umschläge 3 Teelöffel. Mehrmals täglich feuchte Umschläge.

Besondere Anwendung: Bewährt ist die äußerliche Teeanwendung (feuchte Umschläge) bei leichten Hauterkrankungen von Kleinkindern sowie bei Akne. Bei Milchschorf und Ekzemen: Statt Wasser Stiefmütterchentee zur Zubereitung der Nahrung nehmen. Auch zum Gurgeln bei Halsentzündungen kann Stiefmütterchentee verwendet werden.

Teemischung: Bestandteil der TM 19 auf Seite 164, der TM 26 auf Seite 169.

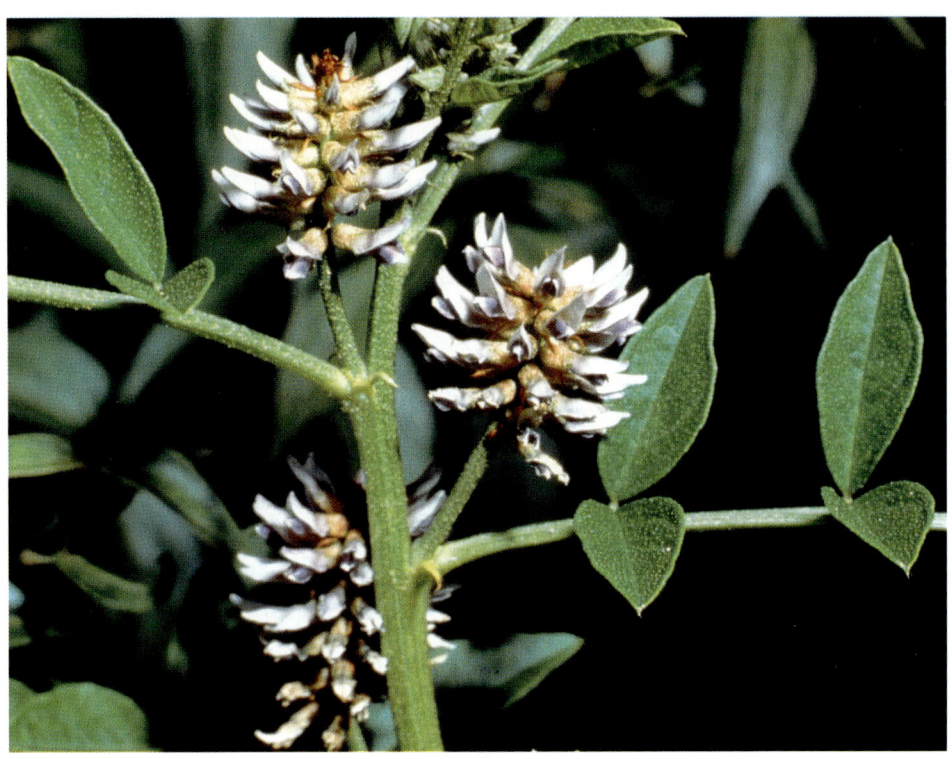

Süßholz, Lakritze

Glycyrrhiza glabra · **Fam. Schmetterlingsblütler** *Fabaceae*

Merkmale: Kräftige, ästige, rauhe Staude (bis 2 m hoch) mit bis 20 cm langen, verholzten, süß schmeckenden Wurzeln, unpaarig gefiederten Blättern und kopfigen, bis 10 cm großen lila Blütentrauben.
Blütezeit Juni bis Juli.

Standort, Verbreitung: Aus dem Orient stammende Steppenpflanze; in Europa seit langem angebaut und verwildert.

Heilkräftige Pflanzenteile: Süßholzwurzel (Liquiritiae radix).

132

Hauptwirkstoffe: Saponin-Glyko-sid, Flavonoide. Außerdem Zucker.

Heilwirkung: Bei Entzündungen der oberen Luftwege ist Süßholztee ein schleimlösendes und auswurf-förderndes Hustenmittel. Er wirkt entzündungshemmend und krampf-lösend bei Gastritis und Magenge-schwüren (Hemmung der Magen-saftsekretion durch Anregung der Schleimbildung). Eine leicht ab-führende Wirkung ist auch bekannt.

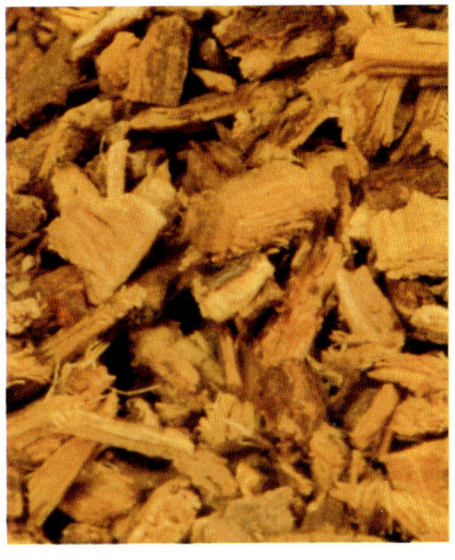

Teezubereitung: 1 gestrichenen Tee-löffel (1,5 g) Süßholzwurzel mit 150 ml kochendem Wasser über-gießen, 2 Min. kochen, wegstellen und noch 5 Min. ziehen lassen, absei-hen. 3mal täglich nach den Mahlzeiten 1 Tasse trinken.

Hinweis: Nicht länger als 4 – 6 Wochen anwenden. Auf Zufuhr kalium-reicher Kost (getrocknete Aprikosen, Bananen) während der Kur ist zu achten. Tagesdosis maximal 15 g Droge.

Nebenwirkungen: Bei Überdosierung (50 g Droge täglich) und Lang-zeitkuren kann es zu Ödemen (Schwellungen im Gesicht und an den Beinen) kommen. Herzbeschwerden und Lähmungen können das End-stadium längerer Anwendung in höherer Dosierung sein.

Gegenanzeigen: Hoher Blutdruck (Kaliummangel), Lebererkrankun-gen, Niereninsuffizienz, Schwangerschaft. Vor Anwendung Arzt fragen (mögliche Wechselwirkung mit anderen Medikamenten).

Teemischung: Bestandteil der TM 17/18 auf Seite 163/164 und der TM 25 auf Seite 168.

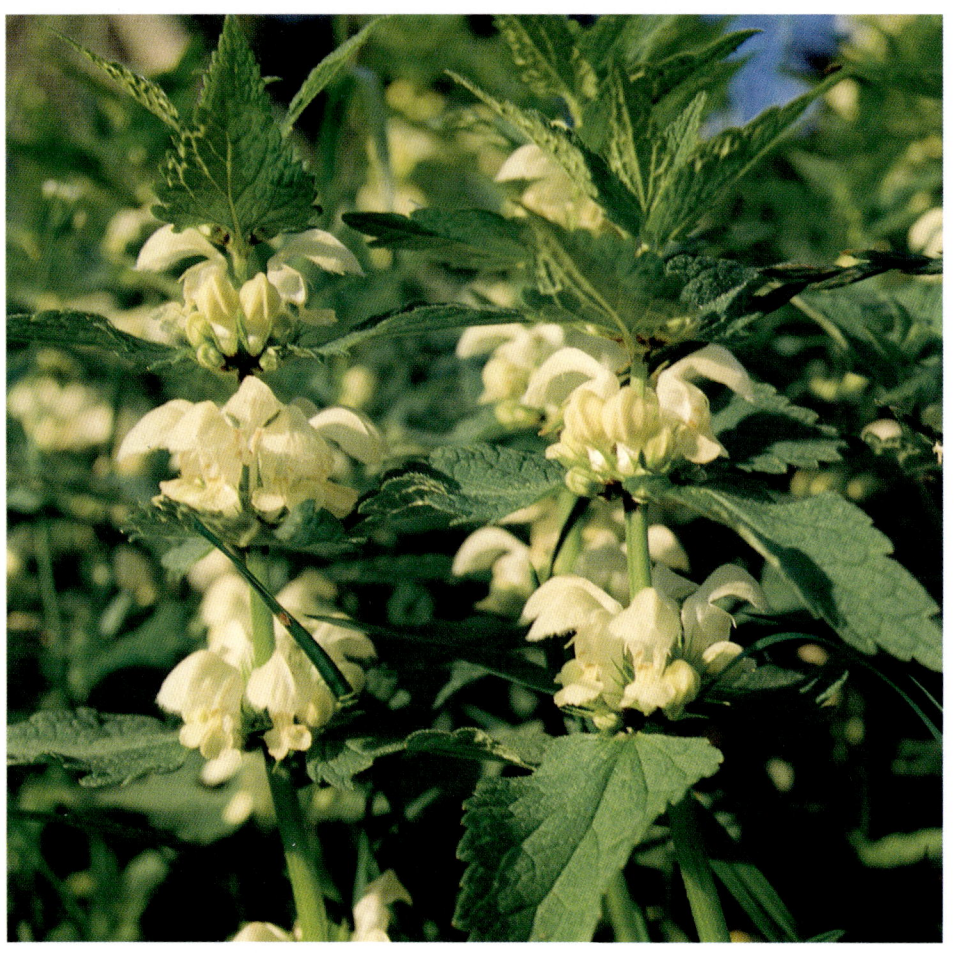

Taubnessel

Lamium album
Fam. Lippenblütler *Lamiaceae*

Merkmale: Vom Grund an durch Ausläufer verzweigt. Stengel vierkantig, bis 40 cm hoch, Blätter paarig, eiförmig-zugespitzt, grob gesägt. Lippenblüten weiß, in mehreren Scheinquirlen in den Blattachseln. Blütezeit Mai bis August.

Verwechslungsmöglichkeit: Die rot blühenden Arten Gefleckte Taubnessel und Acker-Taubnessel werden nur in der Volksmedizin verwendet.

Standort, Verbreitung: Feuchte Weiden, Viehlagerplätze, Gebüsche, Schuttplätze. – Europa und Asien.

Heilkräftige Pflanzenteile: Taubnesselblüten (Lamii albi flos).

Hauptwirkstoffe: Die Inhaltsstoffe der Taubnesseldroge sind noch wenig untersucht. Schleime, Gerbstoff, Saponin (besonders in der Wurzel), Flavon-Glykoside.

Heilwirkung: Obwohl es wirkungsvollere Schleimdrogen gibt, wird auch die Taubnesseldroge gerne zur Reizlinderung und Schleimlösung bei Katarrhen der oberen Luftwege verwendet. Ebenfalls kann sie zur lokalen Behandlung leichterer Entzündungen des Mund- und Rachenraumes eingesetzt werden. Eine spezielle Anwendung der Taubnessel sind die »Frauenleiden«, besonders der »konstitutionsbedingte Ausfluß« sowie Regelschmerzen junger Mädchen. Hier kann die Taubnessel äußerlich zu Spülungen bzw. innerlich mit Schafgarbe kombiniert als Tee hilfreich sein.
Tee aus Taubnesselkraut wird auch zur unterstützenden Behandlung von Magen-Darm-Beschwerden eingesetzt. Taubnesselblüten sind in wohlschmeckenden Hausteemischungen zu empfehlen.

Teezubereitung: Aufguß: 2 Teelöffel (ca. 1 g) Taubnesselblüten mit 1/4 l kochendem Wasser überbrühen, 10 Min. ziehen lassen, abseihen. Mehrmals täglich 1 Tasse mit Honig gesüßt zwischen den Mahlzeiten über längere Zeit trinken.

Besondere Anwendung: Äußerlich für Waschungen bei leichten Hautentzündungen (Spülungen, Bäder, feuchte Umschläge).
Dosis: 5 g Droge für ein Sitzbad.

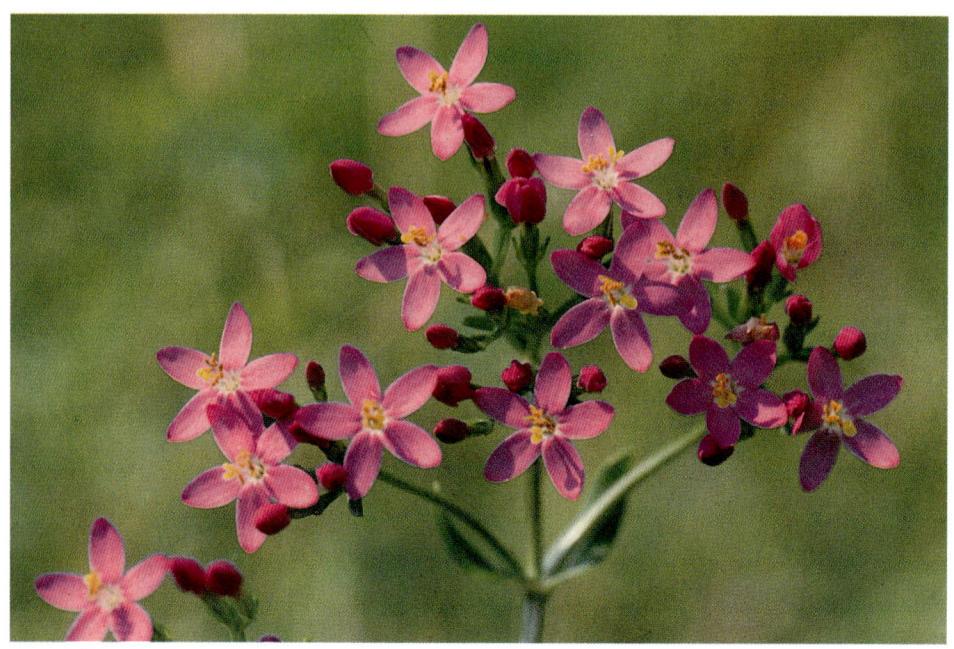

Tausendgüldenkraut

Centaurium erythraea · **Fam. Enziangewächse** *Gentianaceae*

Merkmale: Ein- oder zweijähriges kahles Kraut mit zarten Wurzeln. Der oberwärts meist verzweigte 4kantige Stengel ist 10–50 cm hoch. Die bodennahen Blätter (Rosette) sind zur Blütezeit meist schon verwelkt, die sitzenden, paarweise stehenden Stengelblätter sind länglicheiförmig, meist 3nervig. Der Blütenstand ist doldenartig. Die 5 rosa Kronzipfel (5–8 mm lang) sind sternartig ausgebreitet. Blütezeit Juni bis September.

Standort, Verbreitung: Auf kalkreichen Lehmböden in mageren Wiesen und Weiden, auf Äckern, in Dünentälern, auf Waldlichtungen, bis zu 1400 m. Nicht häufig! – Europa, hier besonders im Süden, Kaukasus, Iran, Nordafrika, in Nordamerika eingeschleppt.

136

Tausendgüldenkraut

Heilkräftige Pflanzenteile: Das blühende Kraut (Centaurii herba).

Hauptwirkstoffe: Bitterstoffe vor allem in den Blüten und Stengeln, weniger in den Blättern; ätherisches Öl, Flavonoide.

Heilwirkung: Die Bitterstoffe des Tausendgüldenkrauts sind wie jene des Gelben Enzians hervorragend wirksam, und zwar direkt durch Steigerung der Magensaftsekretion sowie indirekt kreislaufanregend über das vegetative Nervensystem (durch den Sinnesreiz ausgelöst). Auch die Gallensaftausschüttung und die Darmtätigkeit werden angeregt. Wirksam bei Appetitlosigkeit, Verdauungsstörungen, jedoch nicht bei Übersäuerung. Außerdem bei Leber- und Gallenbeschwerden empfohlen. Bei nervösen Erschöpfungszuständen sowie bei Erkältungskrankheiten wegen der leicht resistenzsteigernden Wirkung anwendbar.

Teezubereitung: Aufguß oder Kaltauszug: 1–2 gehäufte Teelöffel (ca. 2 g) Tausendgüldenkraut mit 150 ml kochendem Wasser übergießen, 10 Min. ziehen lassen oder noch besser wegen der hitzeempfindlichen Bitterstoffe als kalten Auszug zubereiten. Eine halbe Stunde vor dem Essen mäßig warm und ungesüßt trinken. Mittlere Tagesdosis 6 g Droge.

Besondere Anwendung: Tausengüldenkrautwein (anstelle des Tees in kleinen Mengen vor dem Essen getrunken). Je 30 g Droge von Tausendgüldenkraut und Pfefferminze und 1 Zitrone werden mit 1 l Weißwein angesetzt und nach etwa 14 Tagen abgeseiht.
Fertigpräparate: Extrakte, Tinkturen aus der Apotheke (z. B. Tinctura amara: 30 Tropfen vor den Mahlzeiten).

Gegenanzeige: Magengeschwüre.

Teemischung: Bestandteil der TM 20/21 auf Seite 165.

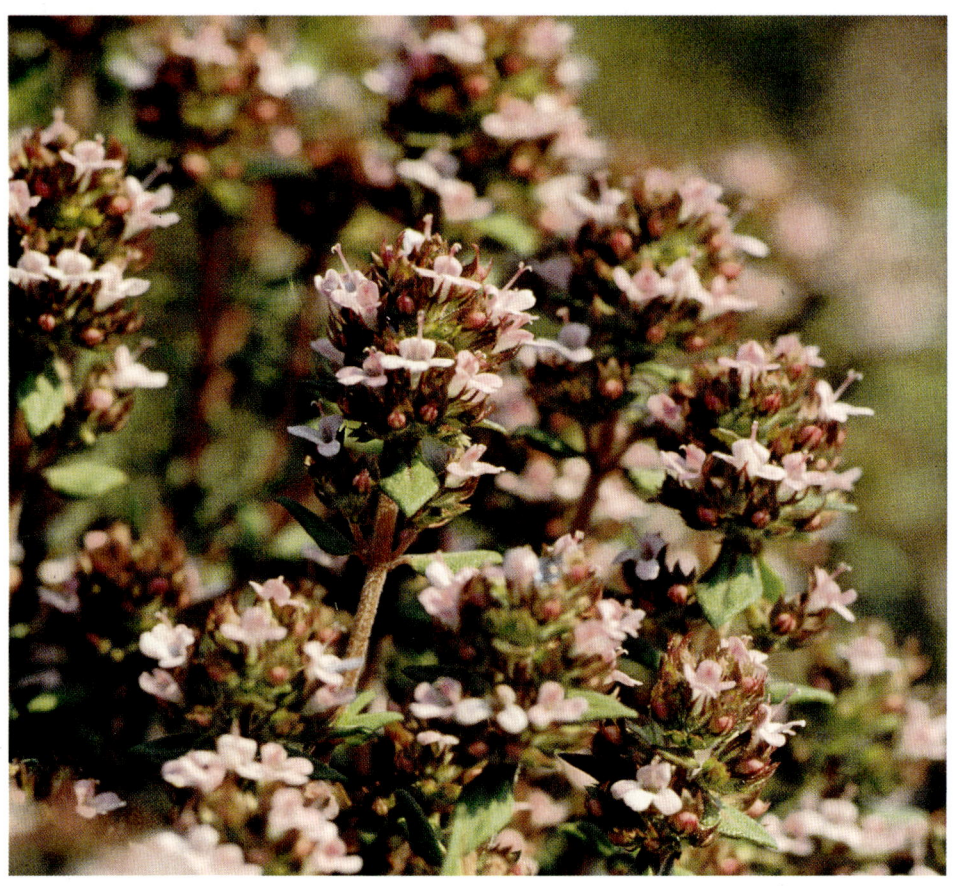

Thymian

Thymus vulgaris
Fam. Lippenblütler *Lamiaceae*

Merkmale: Stark aromatischer, buschiger Zwergstrauch (bis 30 cm hoch) mit kleinen, schmalen, am Rand umgerollten immergrünen Blättern, die an der Unterseite weißfilzig behaart sind. Lippenblüten klein, weißlich oder blaß rosa, Blüten in Köpfchen oder Ähren zusammengestellt.
Blütezeit Juli bis September.

Standort, Verbreitung: Oft vorherrschend in Zwergstrauchheiden des westlichen Mittelmeerraumes, in Mitteleuropa als Küchengewürz häufig kultiviert.

Heilkräftige Pflanzenteile: Blühendes Thymiankraut (Thymi herba).

Hauptwirkstoffe: Ätherisches Öl (Thymol). Außerdem Flavonoide, Bitterstoffe, Gerbstoff.

Heilwirkung: Da das ätherische Öl zum größten Teil über die Lungen ausgeschieden wird, wirkt die Droge schleimlösend und krampflösend bei Katarrhen der Atemwege, Bronchitis und Reizhusten (Keuchhusten), stark bakterienhemmend, keimtötende Wirkung im Magen- und Darmtrakt. Bei Erkältungskrankheiten und entzündlichen Magen- und Darmerkrankungen.

Teezubereitung: Aufguß oder besondere Zubereitung: 1 gehäufter Teelöffel (1,5 g) Thymiankraut mit 150 ml Wasser kalt ansetzen, zum Sieden erhitzen, wegstellen, 10 Min. bedeckt ziehen lassen. Täglich 3 Tassen frischen Tee mäßig warm (bei Husten mit Honig gesüßt) trinken.

Nebenwirkungen: Wegen des Thymols können bei empfindlichen Personen bei Langzeitbehandlung oder höheren Dosen Magenbeschwerden auftreten.

Besondere Anwendungen: Tee zum Gurgeln bei Halsentzündungen, Thymiansirup (mehrmals täglich 1 Teelöffel), Thymianbad (als Aufguß): 100 g Droge mit 1 l siedendem Wasser überbrühen, 20 Min. ziehen lassen, abseihen und dem Badewasser zugeben. Thymiantee auch für Inhalationen geeignet! Thymian ist Bestandteil zahlreicher Hustensäfte. Auch als Gewürz für Fleisch zu verwenden.

Teemischung: Bestandteil der TM 11 auf Seite 159, der TM 13 auf Seite 160, der TM 17/18/19 auf Seite 163/164 und der TM 29 auf Seite 172.

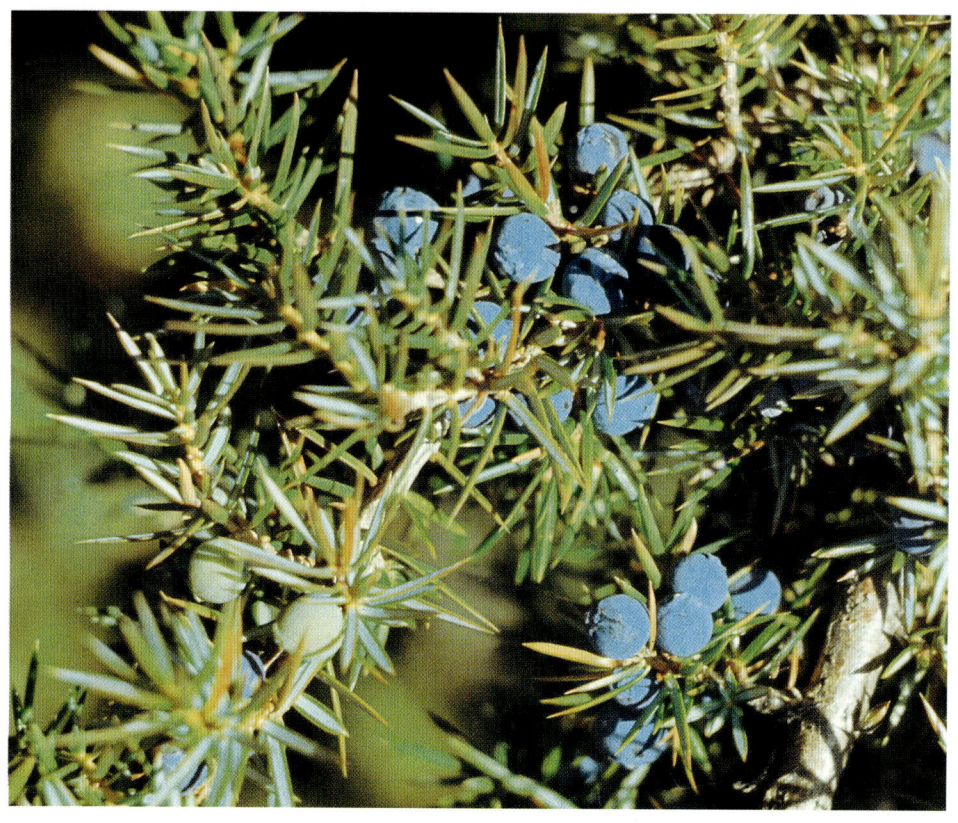

Wacholder
Juniperus communis
Fam. Zypressengewächse *Cupressaceae*

Merkmale: Strauch, seltener kleiner Baum mit stechenden immergrünen Nadeln in Büscheln; Nadeloberseite mit blaugrauen Wachsstreifen. Die unscheinbare weibliche Blüte wird zum fleischigen, blauen, beerenförmigen Fruchtzapfen von würzigem Geschmack.
Blütezeit April bis Juni.

Standort, Verbreitung: In Föhrenwäldern, auf mageren Weiden. Unterart in alpinen Zwergstrauchheiden. – Auf der Nordhalbkugel verbreitet.

Heilkräftige Pflanzenteile: Die reifen Scheinbeeren (Juniperi fructus).

Hauptwirkstoffe: Ätherisches Öl in allen Teilen der Pflanze, besonders aber in den Scheinbeeren; weitere Inhaltsstoffe: Zucker, Gerbstoff, Flavonoide.

Heilwirkung: Die verschiedenen Bestandteile des ätherischen Öls haben unterschiedliche Wirkungen: Bekannt ist die harntreibende Wirkung durch Anregung der Nierentätigkeit, aber auch eine direkte Gewebereizung ist am entwässernden Effekt beteiligt. Daher sollte Wacholder als harntreibendes Mittel mit Vorsicht eingesetzt werden, denn das ätherische Wacholderöl ist ein Nierenreizmittel. Bei Verdauungsstörungen, Blähungen, Völlegefühl, Durchfall und Sodbrennen wirkt der Wacholder lindernd auf den Magen-Darm-Trakt.
Wacholderbeeren sind Bestandteil vieler harntreibender Teemischungen.

Teezubereitung: Aufguß: 1 gestrichenen Teelöffel (ca. 2 g) Wacholderbeeren zerquetschen, mit 150 ml heißem Wasser übergießen, bedeckt ziehen lassen, nach 10 Min. abseihen. 3–4mal täglich 1 Tasse trinken. Mittlere Tagesdosis 10 g Droge.

Nebenwirkungen: Überdosierung und Langzeitanwendung vermeiden (Nierenschmerzen, blutiger Harn, Nierenreizungen)! Maximal 4 Wochen anwenden!

Gegenanzeige: Akute und chronische Nierenerkrankungen, Schwangerschaft.

Besondere Anwendung: In vielen Fertigpräparaten (Extrakte, Salben). Wacholderschnaps zur Verdauungshilfe, Sauerkraut-Gewürz. Wacholderspiritus (aus der Apotheke) für Einreibungen gegen Rheuma, Muskelschmerzen, Neuralgien.

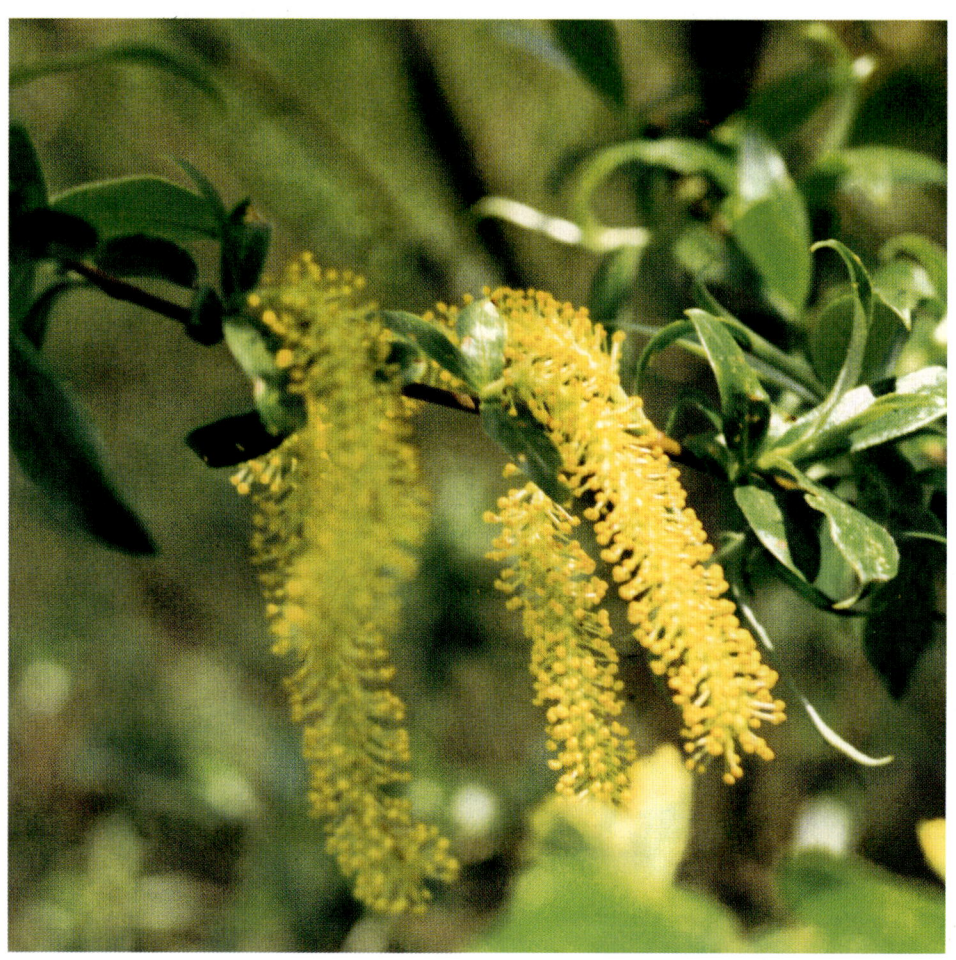

Weide, Silberweide

Salix alba · **Fam. Weidengewächse** *Salicaceae*

Merkmale: Hoher Strauch oder bis 20 m hoher Baum; Blätter schmal (10 cm lang, 2 cm breit), oberseits dunkelgrün, unterseits blaugrün, behaart. Blüten unscheinbar in aufrechten dünnen Blütenständen (Kätz-

142

chen), bis 7 cm lang, zugleich mit den Blättern erscheinend, Samen wollhaarig. Blütezeit April bis Mai.

Standort, Verbreitung: In Fluß- und Bachauen. – Europa und Asien.

Heilkräftige Pflanzenteile: Weidenrinde (Salicis cortex).

Hauptwirkstoffe: Phenolglykoside (Salicin), außerdem Gerbstoff, Flavonoide. Eine ähnliche Wirkstoffkombination ist auch in vielen anderen Weidenarten enthalten.

Heilwirkung: Obwohl der Hauptwirkstoff, das Salicin, heute weitgehend durch synthetische Präparate (Acetylsalicylsäure) ersetzt wurde, gewinnt die Naturdroge wieder an Bedeutung. Weidenrinde wirkt fiebersenkend, entzündungshemmend und schmerzstillend bei fieberhaften Erkältungen, Grippe, rheumatischen Erkrankungen, entkeimend bei Magen- und Darmkatarrh, lindernd bei leichten Kopfschmerzen. Acetylsalicylsäure wirkt außerdem mäßig blutverdünnend und wird – neben blutdrucksenkenden Medikamenten – zur Risikosenkung bei Bluthochdruck und zur Herzinfarkt-Nachbehandlung verordnet.

Hinweis: Bei Erkältungskrankheiten sollte Weidenrinde mit schweißtreibenden Drogen (Lindenblüten) kombiniert werden.

Teezubereitung: Besondere Zubereitung: 2 gehäufte Teelöffel (3 g) Weidenrinde in 150 ml Wasser kalt ansetzen, zum Sieden erhitzen, 2 Min. kochen lassen, wegstellen und noch 5 Min. ziehen lassen. 3 – 5mal täglich 1 Tasse trinken.

Besondere Anwendung: Äußerlich zur Wundbehandlung und als Gurgelmittel bei Zahnfleisch- und Halsentzündungen.

Teemischung: Bestandteil der TM 12/13 auf Seite 160 und der TM 26 auf Seite 169.

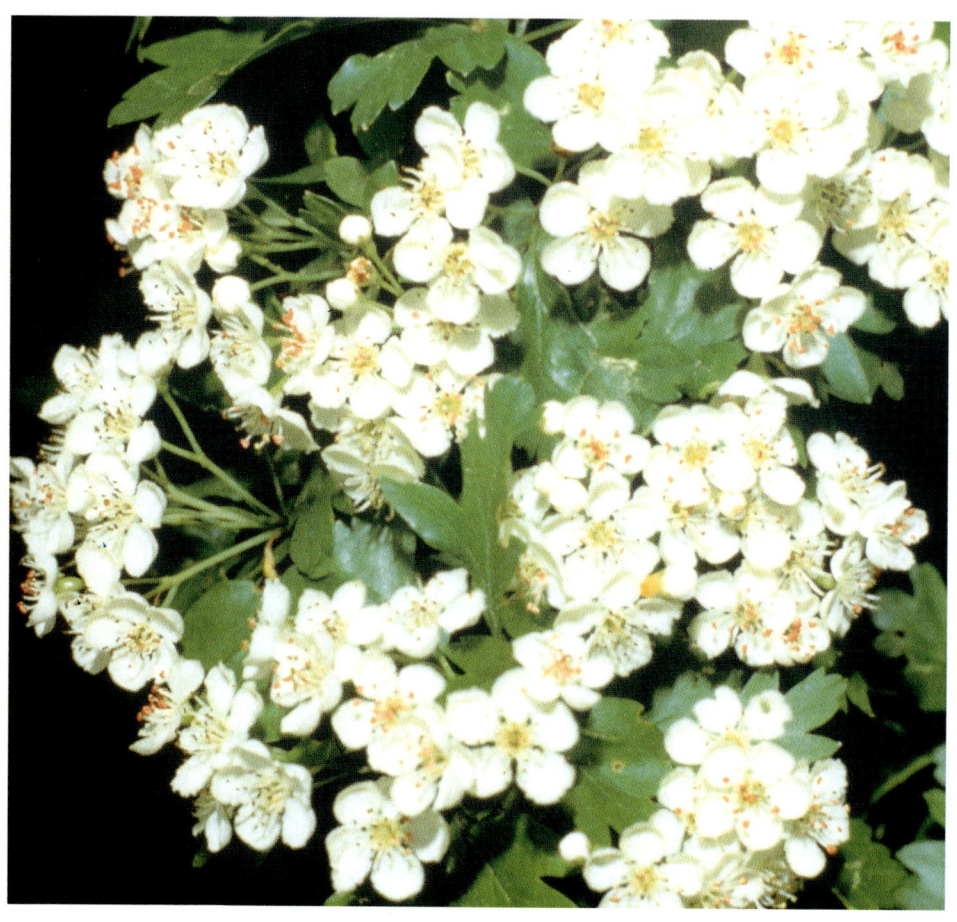

Weißdorn

Crataegus monogyna
Fam. Rosengewächse *Rosaceae*

Merkmale: Bis 5 m hoher, stark verzweigter Dornstrauch oder kleiner Baum mit eiförmigen, kahlen, dunkelgrünen, 3- bis 7lappigen Blättern. Die weißen Blüten stehen in doldenähnlichen Blütenständen. Steinfrucht eiförmig, 10 mm lang, rot, fleisch-mehlig. Blütezeit Mai bis Juni.

Standort, Verbreitung: In Haselge-
büschen, an Waldrändern. – Europa und Asien.

Heilkräftige Pflanzenteile: Weiß-
dornblätter mit Blüten (Crataegi
folium cum flore).

Hauptwirkstoffe: Procyanidine,
Flavonoide.

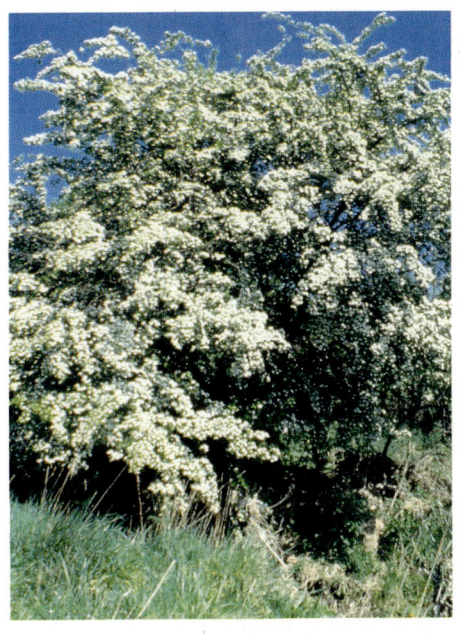

Heilwirkung: Die wichtigste Wirkung der Flavonoide ist ihr positi-
ver Effekt auf die feinen Gefäße
(Kapillaren). Sie erhöhen die Ela-
stizität der Gefäßwände und setzen
deren Durchlässigkeit herab. Steigerung der Durchblutung des
Herzmuskels und der Herzkranz-
gefäße. Auch ein entzündungshemmender Effekt ist erwiesen. Wichtige
herzwirksame Droge zur unterstützenden Therapie des Arztes. Besonders bei Abnutzungserscheinungen des Herzmuskels, zur Verbesserung
der Herzleistung beim noch nicht digitalisbedürftigen Altersherz, bei ar-
teriosklerotischen Veränderungen der Kranzgefäße (Angina pectoris).
Weißdorn reguliert hohen und niedrigen Blutdruck, hilft bei leichten
Rhythmusstörungen und dient zur Nachbehandlung von Infarkten.

Teezubereitung: Aufguß: 1 gehäuften Teelöffel (2 g) Weißdorndroge
mit 150 ml kochendem Wasser übergießen, 20 Min. ziehen lassen. Täglich 2 – 3 Tassen des frisch zubereiteten Tees trinken.

Hinweis: Besonders im Alter empfiehlt sich die Anwendung von Weiß-
dorntee als Kur zur Vorbeugung gegen Abnutzungserscheinungen des
Herzens. Viele Fertigpräparate enthalten Weißdornstoffe.

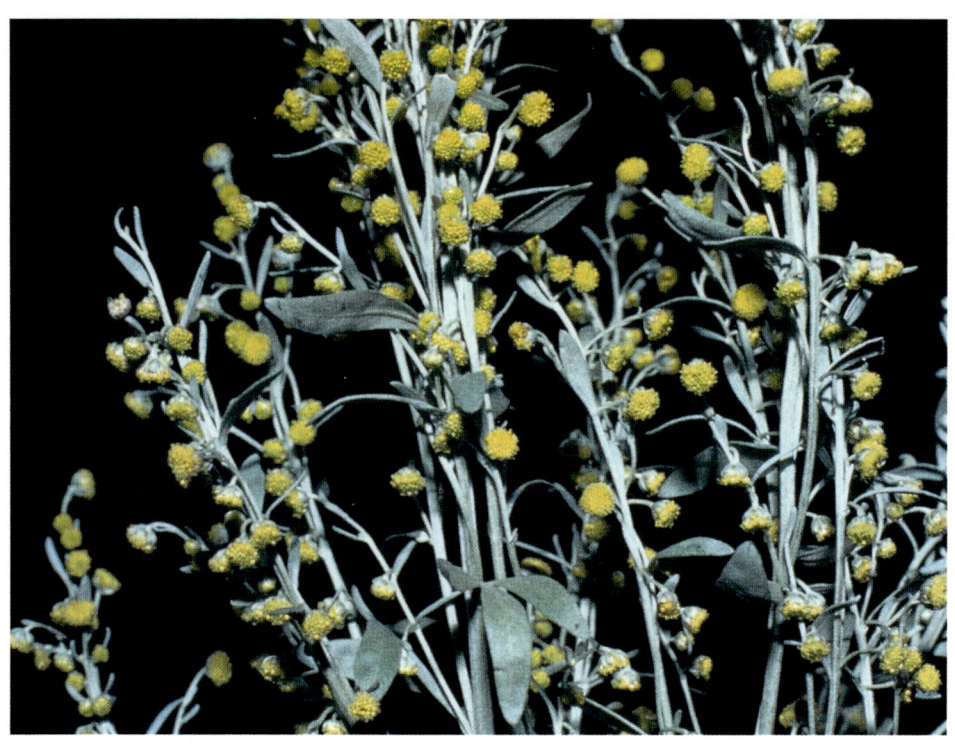

Wermut, Absinth

Artemisia absinthium
Fam. Korbblütler *Asteraceae*

Merkmale: Kurzlebiger, grauweiß behaarter Halbstrauch mit bis 1 m hohem, holzigem Stengel. Die 3fach geteilten Grundblätter mit 3 mm breiten Abschnitten sind weißseidig bis filzig, sehr aromatisch und bitter. Der Blütenstand ist eine Rispe mit zahlreichen kurz gestielten, nickenden blaßgelben Blütenköpfchen von etwa 4 mm Durchmesser. Blütezeit Juli bis September.

Standort, Verbreitung: Auf trockenem Ödland, nährstoffreichen Böden, Weinbergmauern, Felshängen. – Trockengebiete in Europa, Asien, eingeschleppt in Amerika und Neuseeland.

146

Wermut, Absinth

Heilkräftige Pflanzenteile: Wermutkraut (Absinthii herba).

Hauptwirkstoffe: Bitterstoffe, vor allem Absinthin (Sesquiterpenlacton), ätherisches Öl (das giftige Thujon vor allem in alkoholischen Auszügen), außerdem Flavonoide und Gerbstoff.

Heilwirkung: Wermut ist wie der Gelbe Enzian eine wichtige Bitterstoffpflanze, die zudem reichlich ätherisches Öl enthält (Amarum aromaticum). Die Droge wirkt durch Anregung der Verdauungssaftproduktion appetitsteigernd, sie hilft bei Verdauungsschwäche und Gastritis (vor allem wenn Säuremangel vorliegt) und lindert krampfartige Schmerzen im Magen-, Darm- und vor allem im Gallenbereich. An dieser Wirkung sind wohl auch ätherische Öle beteiligt.

Teezubereitung: Aufguß: 1/2 Teelöffel (ca. 0,5–1 g) Wermutkraut mit 150 ml kochendem Wasser übergießen und 10 Min. bedeckt ziehen lassen. Zur Appetitanregung 3mal täglich eine halbe Stunde vor dem Essen 1 Tasse trinken. Als Gallemittel bzw. bei Verdauungsstörungen den warmen Tee nach dem Essen trinken. Der Tee sollte trotz des bitteren Geschmacks nicht gesüßt werden! Teekur nicht länger als 3–4 Wochen durchführen.

Nebenwirkungen: Bei normaler Dosierung nicht zu befürchten. Das giftige Thujon führt in alkoholischen Auszügen bei Überdosis zu schweren Störungen (Magenkrämpfe, Erbrechen, Nierenschäden usw.). Regelmäßiger Genuß von Absinth (Wermutlikör) ist durch den Gehalt an Thujon gesundheitsschädlich und in vielen Staaten verboten.

Besondere Anwendung: Wermuttropfen (Tinctura absinthii) bei Verdauungsstörungen. Dosierung: 2mal täglich 20 Tropfen mit viel Wasser nehmen.

Gegenanzeige: Magen- und Darmgeschwüre.

Teemischung: Bestandteil der TM 20/21 auf Seite 165.

Warum Teemischungen?

Die Anwendung von Heilpflanzen-Teemischungen ist bei vielerlei leichteren Alltagserkrankungen, aber auch zur Unterstützung der ärztlichen medikamentösen Therapie bei chronischen Erkrankungen durchaus berechtigt und sinnvoll, auch weil unerwünschte Nebenwirkungen weitgehend fehlen.

Jede Heilpflanze übt durch die Summe ihrer Inhaltsstoffe (Hauptwirkstoffe, Nebenwirkstoffe, Begleitstoffe) eine ganz bestimmte Heilwirkung aus. Diese Heilkraft kann nun noch verstärkt werden, wenn man mehrere Heilpflanzen kombiniert, deren Hauptwirkstoffe sich ergänzen. So kann beispielsweise die Kombination von gerbstoffhaltigen, schleimhaltigen und Heilpflanzen mit ätherischen Ölen die Heilwirkung bei entzündeten Schleimhäuten beträchtlich erhöhen. Durch die Kombination von Heilpflanzen, die auf verschiedene wichtige Organe (z. B. Verdauungs- und Ausscheidungsorgane) wirken, kann die gesamte Stoffwechseltätigkeit stark angeregt werden.

Heilpflanzentees und Teemischungen wirken freilich nicht so rasch und spektakulär wie verschiedene Medikamente. Daher sollten Heilpflanzentees – besonders bei chronischen Leiden, aber auch zur Krankheitsvorbeugung (Blutreinigungsteemischungen) – immer über einen längeren Zeitraum getrunken werden. Man muß also der Natur Zeit lassen!

Wann ist die Anwendung von Heilpflanzentees sinnvoll?

1. Bei leichteren Alltagserkrankungen wie Verdauungsstörungen, Erkältungskrankheiten und leichten Atemwegserkrankungen.

2. Bei chronischen Stoffwechselleiden kann durch langdauernde unterstützende Behandlung mit Heilpflanzentees oft wesentliche Besserung erzielt werden.

3. Besonders zur Krankheitsvorbeugung sind Heilpflanzen-Teemischungen wegen ihrer milden Wirkung und des Fehlens von
   Nebenwirkungen zur Langzeitanwendung vortrefflich geeignet. Zur
   Stoffwechselanregung gibt es viele Heilpflanzen, die – bereits einzeln angewendet – gut wirken. Durch sinnvolle Kombination mehrerer solcher Heilpflanzen kann die Gesamtwirkung noch wesentlich
   verstärkt werden.

Die Anwendung dieser Teerezepte soll aber den, der auf die Heilkräfte
der Natur vertraut, nicht dazu verleiten, die Tees als Wundermittel zu
betrachten. Auch der Anwendung von Heilpflanzen und ihrer Heilwirkung sind Grenzen gesetzt. Wenn nach einer bestimmten Zeit der Anwendung die Krankheitssymptome nicht abklingen, ist unverzüglich der
Arzt aufzusuchen.

Die folgenden Teemischungen sind nach verschiedenen Anwendungs-
gebieten alphabetisch geordnet. Da es sich hauptsächlich um standardi-
sierte Teemischungen handelt, erscheinen zum Teil Heilpflanzen, die
wir nicht alle in unserem Lexikon vorstellen konnten (z. B. Gelbwurz,
Mädesüß, Anis, Sennesblätter). Als Geschmacks- und Farbverbesserer
dienen Pflanzen wie Hagebutten, Orangenblüten oder -schalen, Brombeerblätter, Johannisbeerblätter und Hibiskusblüten, die dem Körper
darüber hinaus wertvolle Vitamine und Mineralstoffe liefern.

Teemischungen und ihre Anwendungsgebiete im Überblick

Teemischungen zur inneren Anwendung:

Beruhigungstee	**(TM 1–3)**
Beruhigungs- und Schlaftee für Kinder	**(TM 4)**
Tee bei Blähungen und Verdauungs- störungen von Kindern	**(TM 5)**
Blasen- und Nierentee	**(TM 6–8)**
»Blutreinigungs«- bzw. Entschlackungstee	**(TM 9–10)**
Tee bei Durchfall von Säuglingen	**(TM 11)**
Erkältungstee	**(TM 12–13)**
Frühstücks- oder Haustee	**(TM 14)**
Gallentee	**(TM 15–16)**
Hustentee	**(TM 17)**
Husten- und Bronchialtee	**(TM 18–19)**
Magentee	**(TM 20–21)**
Magen- und Darmtee	**(TM 22–25)**
Rheumatee	**(TM 26)**
Tee gegen akute und chronische Verstopfung	**(TM 27)**

Teemischungen zur äußeren Anwendung:

Tee für Umschläge bei Wunden und Geschwüren	**(TM 28)**
Tee für Inhalationen bei Atemwegserkrankungen	**(TM 29)**
Tee für Sitzbäder bei Hämorrhoiden	**(TM 30)**

Rezepte zur inneren Anwendung

 **Teemischungen zur Beruhigung**

Die nachfolgenden Teemischungen können angewendet werden zur nebenwirkungsfreien Behandlung leichterer Ein- und Durchschlafstörungen sowie bei verschiedenen Unruhe- und nervösen Erregungszuständen. Die darin enthaltenen Heilpflanzen haben teils mild beruhigende, teils auch krampflösende Wirkungen.

TM 1:

Baldrianwurzel *(Valerianae radix)*	40,0 g
Hopfenzapfen *(Lupuli strobuli)*	20,0 g
Melissenblätter *(Melissae folium)*	15,0 g
Pfefferminzblätter *(Menthae piperitae folium)*	15,0 g
Pomeranzenschale *(Aurantii pericarpium)*	10,0 g

TM 2:

Baldrianwurzel *(Valerianae radix)*	30,0 g
Lavendelblüten *(Lavendulae flos)*	25,0 g
Melissenblätter *(Melissae folium)*	20,0 g
Pfefferminzblätter *(Menthae piperitae folium)*	15,0 g
Fenchelfrüchte, zerstoßen *(Foeniculi fructus)*	5,0 g
Schafgarbenkraut *(Millefolii herba)*	5,0 g

TM 3:

Baldrianwurzel *(Valerianae radix)*	30,0 g
Hopfenzapfen *(Lupuli strobuli)*	20,0 g
Passionsblumenkraut *(Passiflorae herba))*	20,0 g
Pfefferminzblätter *(Menthae piperitae folium)*	20,0 g
Kamillenblüten *(Chamomillae flos)*	5,0 g
Kümmelfrüchte, zerstoßen *(Carvi fructus)*	5,0 g

Zubereitung:
1 Eßlöffel der Teemischung mit siedendem Wasser (ca. 150 ml) übergießen, bedeckt etwa 10 – 15 Minuten ziehen lassen und durch ein Teesieb geben. Soweit nicht anders verordnet, 2 – 3mal täglich und vor dem Schlafengehen 1 Tasse des frisch bereiteten Tees trinken.

Hinweis:
Teemischungen vor Licht und Feuchtigkeit schützen. TM 1 und 3 können auch bei Wechseljahrbeschwerden angewendet werden.

 ## *Beruhigungs- und Schlaftee für Kinder*

Diese beruhigende und entkrampfende Teemischung ist wohlschmeckend und deshalb vor allem für Kinder geeignet.

TM 4:	
Lavendelblüten *(Lavendulae flos)*	30,0 g
Melissenblätter *(Melissae folium)*	30,0 g
Passionsblumenkraut *(Passiflorae herba))*	20,0 g
Johanniskraut *(Hyperici herba)*	10,0 g
Zur Geschmacksverbesserung:	
Orangenschalen *(Aurantii pericarpium)*	10,0 g

Zubereitung:
1 gehäuften Teelöffel der Teemischung mit siedendem Wasser (ca. 150 ml) übergießen, bedeckt 10 Minuten ziehen lassen und abseihen. Etwa 1 Stunde vor dem Schlafengehen 1 – 2 Tassen dem Kind zu trinken geben.

 ## Tee bei Blähungen und Verdauungsstörungen von Kindern

Diese Teemischung wird durch ihren angenehmen Geschmack auch von Säuglingen und Kleinkindern akzeptiert. Die darin enthaltenen Heilpflanzen (Teedrogen) haben teils krampflösende, verdauungsfördernde und gärungswidrige, teils beruhigende und entzündungshemmende Wirkung.

TM 5:

Kümmelfrüchte, zerstoßen *(Carvi fructus)*	30,0 g
Fenchelfrüchte, zerstoßen *(Foeniculi fructus)*	20,0 g
Kamillenblüten *(Chamomillae flos)*	20,0 g
Melissenblätter *(Melissae folium)*	20,0 g
Zur Geschmacksverbesserung:	
Orangenschalen *(Aurantii pericarpium)*	10,0 g

Zubereitung:
1 gehäufter Teelöffel der Teemischung mit siedendem Wasser (ca. 150 ml) übergießen, bedeckt etwa 10 Minuten ziehen lassen und abseihen. Wenn nicht anders verordnet, bei Beschwerden oder mehrmals zwischen den Mahlzeiten 1 Tasse dem Kind zu trinken geben. Für Säuglinge empfehlen sich 50 – 100 ml im Fläschchen.

Hinweis:
Diese Teemischung kann Kindern regelmäßig abends als Haustee gegeben werden. Kümmel und Fenchel sollten unmittelbar vor der Zubereitung des Tees zerstoßen werden.

 ## Blasen- und Nierentee

Diese Teemischungen dienen der Erhöhung der Harnmenge bei Katarrhen im Bereich der Niere und Blase und zur Anregung der Nierentätigkeit. Ebenso sind sie (v. a. TM 6 und 7) als sogenannter »Wasserstoß« zur Austreibung von Nierengrieß und kleinen Nierensteinen anwendbar und beugen außerdem deren Bildung vor. TM 8 wird darüber hinaus zur Unterstützung der ärztlichen Therapie bei entzündlichen Erkrankungen der ableitenden Harnwege empfohlen.

TM 6:

Birkenblätter *(Betulae folium)*	20,0 g
Queckenwurzelstock *(Graminis rhizoma)*	20,0 g
Goldrutenkraut *(Solidaginis herba)*	20,0 g
Hauhechelwurzel *(Ononidis radix)*	20,0 g
Süßholzwurzel *(Liquiritiae radix)*	20,0 g

TM 7:

Birkenblätter *(Betulae folium)*	25,0 g
Goldrutenkraut *(Solidaginis herba)*	25,0 g
Hauhechelwurzel *(Ononidis radix)*	20,0 g
Schachtelhalmkraut *(Equiseti herba)*	20,0 g
Brennesselkraut *(Urticae herba)*	5,0 g
Ringelblumenblüten *(Calendulae flos)*	5,0 g

Zubereitung:
2–3 Teelöffel der Teemischung mit siedendem Wasser (ca. 150 ml) übergießen, bedeckt etwa 15 Minuten ziehen lassen und durch ein Sieb geben. Soweit nicht anders verordnet, 3–4mal täglich 1 Tasse des frisch bereiteten Tees zwischen den Mahlzeiten trinken.

Teeanwendung als »Wasserstoß«:
3 gehäufte Eßlöffel (TM 6 und 7) mit 1 Liter siedendem Wasser übergießen, bedeckt etwa 15 Minuten ziehen lassen und abseihen. Die ganze Menge innerhalb einer halben Stunde trinken. Mit der dann einsetzenden Harnflut können Grieß und kleine Steine ausgeschwemmt werden (zur Kontrolle Harn durch ein Sieb lassen!).

Hinweis:
Teemischungen vor Licht und Feuchtigkeit geschützt aufbewahren.

Gegenanzeigen:
Diese Teemischungen dürfen bei Wasseransammlungen (Ödemen) infolge eingeschränkter Herz- und Nierentätigkeit nicht angewendet werden. Bei chronischen Nierenerkrankungen soll vor der Anwendung von Blasen- und Nierentees der Arzt befragt werden.

TM 8:

Bärentraubenblätter *(Uvae ursi folium)*	50,0 g
Birkenblätter *(Betulae folium)*	20,0 g
Queckenwurzelstock *(Graminis rhizoma)*	20,0 g
Fenchelfrüchte, zerstoßen *(Foeniculi fructus)*	5,0 g
Pfefferminzblätter *(Menthae piperitae folium)*	5,0 g

Zubereitung:
3 Teelöffel mit 150 ml siedendem Wasser übergießen, bedeckt etwa 15 Minuten ziehen lassen und durch ein Sieb geben. Soweit nicht anders verordnet, 3 – 4mal täglich 1 Tasse des frisch bereiteten Tees zwischen den Mahlzeiten trinken.

Hinweis:
Magenempfindliche Personen sollten die Teemischung besser als Kaltauszug zubereiten (die magenreizenden Gerbstoffe gehen dabei weniger in Lösung).

Die Teemischung kann ihre desinfizierende Wirkung nur bei alkalischem Harn entfalten. Dies wird durch reichlich pflanzliche Kost und durch Milchprodukte erreicht. »Säurebildende« Nahrungsmittel wie Fleisch, Zucker, Weißmehlprodukte sind während der Teeanwendung zu meiden. Teemischung nur für einen Zeitraum von wenigen Tagen anwenden! Wenn die Krankheitssymptome dann nicht abklingen, muß unverzüglich der Arzt aufgesucht werden.

Nebenwirkungen:
Bei magenempfindlichen Patienten und Kindern können Übelkeit und Erbrechen auftreten.

Teemischungen zur »Blutreinigung« bzw. Entschlackung

Eine große Zahl von Heilpflanzen können den Stoffwechsel anregen und sollten daher vorbeugend das ganze Jahr über Anwendung finden. Besonders empfohlen seien im Frühjahr und Herbst mehrwöchige Teekuren, verbunden mit einer Diätkost, um den Körper zu entschlacken. Durch die Anregung der großen Körperdrüsen und Organe (Bauchspeicheldrüse, Leber, Niere) und der Verdauung werden giftige Stoffwechselprodukte ausgeschieden und die Abwehrkräfte gesteigert, so daß der Körper gegenüber verschiedenen leichteren Alltagserkrankungen widerstandsfähiger wird. Durch länger dauernde Anwendung solcher Teemischungen kann auch bei mancher chronischer Stoffwechselerkrankung wesentliche Besserung erreicht werden.

TM 9:

Zinnkraut (Schachtelhalm) *(Equiseti herba)*	30,0 g
Brennesselkraut *(Urticae herba)*	30,0 g
Schafgarbenkraut *(Millefolii herba)*	20,0 g
Pfefferminzblätter *(Menthae piperitae folium)*	10,0 g
Ringelblumenblüten *(Calendulae flos)*	10,0 g

TM 10:

Löwenzahnwurzel *(Taraxaci radix)*	30,0 g
Birkenblätter *(Betulae folium)*	30,0 g
Holunderblüten *(Sambuci flos)*	10,0 g
Kümmelfrüchte, zerstoßen *(Carvi fructus)*	10,0 g
Fenchelfrüchte, zerstoßen *(Foeniculi fructus)*	10,0 g
Schlehdornblüten *(Pruni spinosae flos)*	10,0 g

Zubereitung:

1 Eßlöffel der Teemischung mit siedendem Wasser (ca. 150 ml) übergießen, bedeckt etwa 10–15 Minuten ziehen lassen und abseihen. Mehrmals täglich eine Tasse des immer frisch bereiteten Tees zwischen den Mahlzeiten trinken.

Hinweis:

Diese Entschlackungstees sollten als Kur über einen Zeitraum von mindestens zwei Wochen angewendet werden.

Zur unterstützenden Behandlung bei rheumatischen und arthritischen Erkrankungen sollten mehrwöchige Teekuren durchgeführt werden, wobei beide Teemischungen im täglichen oder wöchentlichen Wechsel angewendet werden sollten.

158

 ## *Teemischung bei Durchfall von Säuglingen und Kleinkindern*

Diese Teemischung ist wegen ihrer stark antiseptischen bzw. bakterientötenden und gärungswidrigen (Thymian, Kamille Kümmel) sowie reizlindernden (Malve) Wirkung zur Behandlung verschiedener Durchfallerkrankungen von Säuglingen und Kindern geeignet. Brombeerblätter (Gerbstoffe) und Ringelblume (entzündungswidrig) unterstützen diese Wirkung.

TM 11:

Kamillenblüten *(Chamomillae flos)*	20,0 g
Kümmelfrüchte, zerstoßen *(Carvi fructus)*	20,0 g
Thymianblätter *(Thymi folium)*	20,0 g
Malvenblätter *(Malvae folium)*	20,0 g
Ringelblumenblüten *(Calendulae flos)*	10,0 g
Brombeerblätter *(Rubi fruticosi folium)*	10,0 g

Zubereitung:
1 gehäuften Eßlöffel der Teemischung mit siedendem Wasser (ca. 150 ml) übergießen, bedeckt etwa 10 Minuten ziehen lassen und durch ein Sieb geben. Dem Kind mehrmals täglich 1 Tasse des immer frisch bereiteten Tees zu trinken geben.

Hinweis:
Sollten Durchfälle mit Fieber verbunden sein oder trotz der Anwendung von Heiltee länger als 2 Tage anhalten, so ist unbedingt ein Arzt aufzusuchen.

Teemischungen bei Erkältungen

Diese Teemischungen dienen der Unterstützung der ärztlichen Behandlung fieberhafter Erkältungskrankheiten, bei denen eine Schwitzkur erwünscht ist. Sie bewirken eine leichte Fiebersenkung, Umstimmung und Erhöhung der körpereigenen Abwehrkräfte.

TM 12:

Lindenblüten *(Tiliae flos)*	40,0 g
Weidenrinde *(Salicis cortex)*	30,0 g
Holunderblüten *(Sambuci flos)*	20,0 g
Hagebuttenschalen *(Cynosbati fructus)*	5,0 g
Quendelkraut *(Serpylli herba)*	5,0 g

TM 13:

Holunderblüten *(Sambuci flos)*	40,0 g
Thymianblätter *(Thymi folium)*	30,0 g
Weidenrinde *(Salicis cortex)*	20,0 g
Ringelblumenblüten *(Calendulae flos)*	5,0 g
Schwarze Johannisbeerblätter *(Ribes nigri folium)*	5,0 g

Zubereitung:
1 Eßlöffel der Teemischung mit siedendem Wasser (ca. 150 ml) übergießen, bedeckt etwa 10 Minuten ziehen lassen und durch ein Sieb geben. Soweit nicht anders verordnet, mehrmals täglich 1 Tasse des frisch bereiteten Tees trinken.

Hinweis:
Teemischungen vor Licht und Feuchtigkeit geschützt aufbewahren.

 **Frühstücks- oder Haustee für die ganze Familie**

Die folgende Teemischung ist für den Dauergebrauch gedacht. Deshalb sollten keine heilwirksamen Pflanzen enthalten sein, die ja gezielt zur Heilung von Krankheiten angewendet werden sollten. Sie kann also über Monate oder Jahre getrunken werden. Mit dieser Teemischung führen Sie dem Körper wertvolle Vitamine und Mineralstoffe zu.

Die Variationsmöglichkeiten der wohlschmeckenden und angenehm duftenden Pflanzen sind recht groß. Hier nur ein Beispiel der verschiedenen Möglichkeiten der Zusammenstellung.

TM 14:

Hagebutten *(Cynosbati fructus)*	30,0 g
Hibiskusblüten *(Hibisci sabdariffae flos)*	30,0 g
Brombeerblätter *(Rubi fruticosi folium)*	20,0 g
Himbeerblätter *(Rubi idaei folium)*	30,0 g
Erdbeerblätter *(Fragariae folium)*	10,0 g

Zubereitung:
2 Teelöffel der Teemischung mit siedendem Wasser (ca. 150 ml) übergießen, bedeckt etwa 5 – 10 Minuten ziehen lassen und abseihen. Zum Frühstück, tagsüber und auch abends 1 – 2 Tassen trinken.

Hinweis:
Teemischungen vor Licht und Feuchtigkeit geschützt aufbewahren.

 **Gallentee**

Diese Teemischungen sind geeignet zur Unterstützung der ärztlichen Behandlung von nichtentzündlichen Gallenblasenbeschwerden und bei Störungen im Bereich des Gallenabflusses. Auch sind sie wirksam bei Beschwerden im Bereich von Magen und Darm wie Völlegefühl, Blähungen und Verdauungsbeschwerden. Die Drogen steigern die Produktion und Ausscheidung der Gallenflüssigkeit.

TM 15:

Löwenzahnwurzel und -kraut *(Taraxaci radix et herba)*	30,0 g
Javanische Gelbwurz *(Curcumae longae rhizoma)*	20,0 g
Mariendistelfrüchte, zerstoßen *(Cardui mariae fructus)*	20,0 g
Pfefferminzblätter *(Menthae piperitae folium)*	20,0 g
Kümmelfrüchte, zerstoßen *(Carvi fructus)*	10,0 g

TM 16:

Löwenzahnwurzel und -kraut *(Taraxaci radix et herba)*	30,0 g
Pfefferminzblätter *(Menthae piperitae folium)*	30,0 g
Erdrauchkraut *(Fumariae herba)*	20,0 g
Schafgarbenkraut *(Millefolii herba)*	10,0 g
Kümmelfrüchte, zerstoßen *(Carvi fructus)*	5,0 g
Ringelblumenblüten *(Calendulae flos)*	5,0 g

Zubereitung:
Etwa 1 Eßlöffel der Teemischung mit siedendem Wasser (ca. 150 ml) übergießen, bedeckt 10–15 Minuten ziehen lassen und abseihen. Soweit nicht anders verordnet, 3–4mal täglich 1 Tasse des frisch bereiteten Tees eine halbe Stunde vor den Mahlzeiten trinken.

Gegenanzeigen:
Entzündungen oder Verschluß der Gallenwege bzw. Darmverschluß.

 ## *Teemischung bei Husten*

Diese Teemischung kann zur Reizlinderung bei Katarrhen der oberen Luftwege mit trockenem Husten angewendet werden. Die darin enthaltenen Heilpflanzen wirken teils hustendämpfend, teils reizmildernd und einhüllend auf die entzündeten Rachenschleimhäute und teils auswurffördernd. Spitzwegerichkraut und Isländisch Moos haben auch eine leicht antibiotische Wirkung.

TM 17:

Thymianblätter *(Thymi folium)*	30,0 g
Eibischwurzel *(Althaeae radix)*	25,0 g
Spitzwegerichkraut *(Plantaginis herba)*	15,0 g
Fenchelfrüchte, zerstoßen *(Foeniculi fructus)*	10,0 g
Isländisch Moos *(Lichen islandicus)*	10,0 g
Süßholzwurzel *(Liquiritiae radix)*	10,0 g

Zubereitung:
Etwa 1 Eßlöffel der Teemischung mit siedendem Wasser (ca. 150 ml) übergießen, bedeckt etwa 10 Minuten ziehen lassen und abseihen. So weit nicht anders verordnet, mehrmals täglich, besonders morgens nach dem Aufwachen und abends vor dem Schlafengehen, 1 Tasse des frisch bereiteten Tees trinken.

Hinweis:
Vor Licht und Feuchtigkeit geschützt aufbewahren.

 **Husten- und Bronchialtee**

Diese Teemischungen dienen der Reizlinderung bei Katarrhen der oberen Luftwege mit trockenem Husten und können auch angewendet werden zur Unterstützung der ärztlichen Therapie bei Symptomen der Bronchitis.

TM 18:

Thymianblätter *(Thymi folium)*	40,0 g
Spitzwegerichkraut *(Plantaginis folium)*	20,0 g
Süßholzwurzel *(Liquiritiae radix)*	20,0 g
Fenchelfrüchte, zerstoßen *(Foeniculi fructus)*	10,0 g
Malvenblätter *(Malvae folium)*	5,0 g
Schlüsselblumenblüten *(Primulae flos)*	5,0 g

TM 19:

Lindenblüten *(Tiliae flos)*	40,0 g
Thymianblätter *(Thymi folium)*	30,0 g
Anisfrüchte, zerstoßen *(Anisi fructus)*	20,0 g
Stiefmütterchenkraut *(Violae tricoloris herba))*	5,0 g
Malvenblüten *(Malvae flos)*	5,0 g

Zubereitung:
Etwa 1 Eßlöffel der Teemischungen mit siedendem Wasser (ca. 150 ml) übergießen, bedeckt etwa 10 Minuten ziehen lassen und abseihen. Soweit nicht anders verordnet, mehrmals täglich 1 Tasse des frisch bereiteten Tees trinken.

Gegenanzeigen:
Allergie gegen Anis und Anethol (TM 19).

Nebenwirkungen:
Gelegentlich allergische Reaktionen der Haut oder Atemwege und des Magen-Darm-Trakts.

Hinweis:
Teemischungen vor Licht und Feuchtigkeit geschützt aufbewahren.

 ## *Magentees*

Diese Teemischungen sollen durch ihren Anteil an bitterstoffhaltigen Heilpflanzen vor allem zur Appetitanregung bei mangelnder Magensaftbildung bzw. allgemeiner Verdauungsschwäche angewendet werden. Aber auch bei verschiedenen Verdauungsstörungen sowie Völlegefühl und Blähungen sind sie wirksam.

TM 20:

Tausendgüldenkraut *(Centaurii herba)*	25,0 g
Wermutkraut *(Absinthii herba)*	25,0 g
Enzianwurzel *(Gentianae radix)*	20,0 g
Pomeranzenschale *(Aurantii pericarpium)*	20,0 g
Zimt *(Cinnamomi cortex)*	10,0 g

TM 21:

Angelikawurzel *(Angelicae radix)*	35,0 g
Schafgarbenkraut *(Millefolii herba)*	35,0 g
Tausendgüldenkraut *(Centaurii herba)*	10,0 g
Wermutkraut *(Absinthii herba)*	10,0 g
Anisfrüchte, zerstoßen *(Anisi fructus)*	5,0 g
Basilikumkraut *(Basilici herba)*	5,0 g

Zubereitung:
2 Teelöffel der Teemischung mit siedendem Wasser (ca. 150 ml) übergießen, bedeckt etwa 5 – 10 Minuten ziehen lassen und abseihen. Soweit
nicht anders verordnet, mehrmals täglich 1 Tasse des frisch bereiteten
Tees mäßig warm eine halbe Stunde vor den Mahlzeiten trinken.

Gegenanzeigen:
Nicht bei Magen- und Darmgeschwüren anwenden.

Nebenwirkungen:
Gelegentlich können bei bitterstoffempfindlichen Personen Kopfschmerzen ausgelöst werden.

Hinweis:
Teemischungen vor Licht und Feuchtigkeit geschützt aufbewahren.

 ## *Magen- und Darmtee*

Die **TM 22** ist anwendbar bei **krampfartigen** Magen- und Darmstö-
rungen sowie Herz- und Magenbeschwerden. Auch Beschwerden wie
Völlegefühl und Blähungen werden beseitigt.
Bei **TM 23** stehen besonders die **blähungswidrigen** Eigenschaften im
Vordergrund. Die Anwendungsgebiete sind daher Blähungen, Völlege-
fühl und Verdauungsstörungen.
Die **TM 24** ist besonders angezeigt bei allen akuten, nichtinfektiösen
Magenerkrankungen (verdorbener und **gereizter Magen,** einhergehend
mit Übelkeit und Erbrechen, sowie **akute Schleimhautentzündung**).
Die entzündungshemmenden, brechreizstillenden und krampfstillenden
Eigenschaften der darin enthaltenen Heilpflanzen kommen hier zur Gel-
tung. Der Tee kann auch bei krampfartigen Menstruationsbeschwerden
Anwendung finden.

Die **TM 25** sollte besonders bei **chronischen** Magenerkrankungen zur Unterstützung der ärztlichen Therapie und diätetischer Maßnahmen angewendet werden. Die Anwendungsgebiete sind daher chronische Gastritis (Magenschleimhautentzündung) und Magengeschwür.

TM 22:

Baldrianwurzel *(Valerianae radix)*	25,0 g
Kümmelfrüchte, zerstoßen *(Carvi fructus)*	25,0 g
Pfefferminzblätter *(Menthae piperitae folium)*	25,0 g
Kamillenblüten *(Chamomillae flos)*	25,0 g

TM 23:

Fenchelfrüchte, zerstoßen *(Foeniculi fructus)*	30,0 g
Kümmelfrüchte, zerstoßen *(Carvi fructus)*	30,0 g
Angelikawurzel *(Angelicae radix)*	30,0 g
Kornblumenblüten *(Cyani flos)*	5,0 g
Malvenblüten *(Malvae flos)*	5,0 g

TM 24:

Kamillenblüten *(Chamomillae flos)*	30,0 g
Pfefferminzblätter *(Menthae piperitae folium)*	25,0 g
Schafgarbenkraut *(Millefolii herba)*	20,0 g
Melissenblätter *(Melissae folium)*	10,0 g
Malvenblätter *(Malvae folium)*	10,0 g
Ringelblumenblüten *(Calendulae flos)*	5,0 g

TM 25:

Kamillenblüten *(Chamomillae flos)*	45,0 g
Süßholzwurzel *(Liquiritiae radix)*	25,0 g
Schafgarbenkraut *(Millefolii herba)*	15,0 g
Malvenblätter *(Malvae folium)*	10,0 g
Ringelblumenblüten *(Calendulae flos)*	5,0 g

Zubereitung:

1 Eßlöffel der Teemischung mit siedendem Wasser (ca. 150 ml) übergießen, bedeckt etwa 10 Minuten ziehen lassen und abseihen. Soweit nicht anders verordnet, mehrmals täglich 1 Tasse des frisch bereiteten Tees warm zwischen den Mahlzeiten trinken.

Hinweis:

Teemischungen vor Licht und Feuchtigkeit geschützt aufbewahren.
Tee nicht länger als 6 Wochen trinken!

 ## *Teemischung gegen rheumatische Beschwerden*

In der medikamentösen Rheumatherapie müssen durch die langdauernde Einnahme entzündungshemmender und schmerzlindernder Medikamente oft beträchtliche Nebenwirkungen in Kauf genommen werden. Daher ist die unterstützende Behandlung mit Heilpflanzenzubereitungen (Teegemische, Tinkturen, Einreibungen zur Linderung der Schmerzen) durchaus anzuraten. Bei langdauernder Anwendung von Heiltee, verbunden mit Heildiät und physikalischen Behandlungen, können echte Besserungen erzielt und dadurch oft Medikamente eingespart werden. Rheuma ist eine Stoffwechselerkrankung. Durch langdauernde Anwendung von Heilpflanzen wird eine anregende und regulierende Wirkung auf den Stoffwechsel erzielt.

TM 26:

Löwenzahnwurzel und -kraut *(Taraxaci radix et herba)*	30,0 g
Birkenblätter *(Betulae folium)*	30,0 g
Weidenrinde *(Salicis cortex)*	10,0 g
Stiefmütterchenkraut *(Violae tricoloris herba)*	10,0 g
Mädesüßblüten *(Filipendulae ulmariae flos)*	10,0 g
Bittersüßstengel *(Dulcamarae stipites)*	5,0 g
Holunderblüten *(Sambuci flos)*	5,0 g

Zubereitung:
1 Eßlöffel der Teemischung mit siedendem Wasser (ca. 150 ml) übergießen, bedeckt etwa 15 Minuten ziehen lassen und abseihen. Soweit nicht anders verordnet, mehrmals täglich 1 Tasse des frisch bereiteten Tees zwischen den Mahlzeiten trinken.

Hinweis:
Diese Teemischung sollten Sie mindesten über einen Zeitraum von drei Wochen anwenden.

Teemischung gegen akute und chronische Verstopfung

Verstopfung hat – sofern organische Ursachen vom Arzt ausgeschlossen wurden – ihre Ursache meist in falscher Lebensweise (Bewegungsarmut) und falschen Ernährungsgewohnheiten. Daher können Teemischungen nur zur Unterstützung diätetischer Maßnahmen (ballaststoffreiche Vollwertkost, viel Obst und Gemüse) dienen.

TM 27:

Sennesblätter *(Sennae folium)*	35,0 g
Faulbaumrinde *(Rhamni frangulae cortex)*	35,0 g
Holunderblüten *(Sambuci flos)*	10,0 g
Fenchelfrüchte, zerstoßen *(Foeniculi fructus)*	10,0 g
Schlehdornblüten *(Pruni spinosae flos)*	10,0 g

Zubereitung:
2 Teelöffel der Teemischung mit 150 ml Wasser morgens kalt ansetzen und 10 Stunden ziehen lassen. Abends erwärmen, abseihen und 2 Tassen trinken. Der Kaltauszug hat eine mildere Wirkung als der ebenfalls mögliche Aufguß.

Gegenanzeigen:
Diese Teemischung darf nicht während der Schwangerschaft und Stillzeit oder bei Darmverschluß angewendet werden.

Hinweis:
Wegen möglicher Nebenwirkungen ist die Teemischung nicht für den Dauergebrauch geeignet! Daher nur einige Tage anwenden! Besonders hingewiesen sei auf die gute stuhlregulierende Wirkung von Leinsamen (2–3mal täglich 1 Eßlöffel zusammen mit etwa 150 ml Flüssigkeit).

Rezepte zur äußeren Anwendung

 ### *Teemischung für feuchte Umschläge bei schwer heilenden Wunden und Geschwüren*

Die Teemischung eignet sich auch bei Furunkeln und Abszessen, Prellungen, Verstauchungen sowie eitrigen Hautentzündungen und nässendem Ekzem. Eichenrinde und Salbei wirken durch ihren Gehalt an Gerbstoffen zusammenziehend und antiseptisch. Das ätherische Öl der Kamille, Salbeiblätter und Ringelblume wirken stark bakterientötend und entzündungshemmend. Die Schleimstoffe der Malvenblätter bilden einen Schutzfilm und unterstützen den Heilungsprozeß.

TM 28:

Eichenrinde *(Quercus cortex)*	30,0 g
Salbeiblätter *(Salviae folium)*	30,0 g
Kamillenblüten *(Chamomillae flos)*	30,0 g
Malvenblätter *(Malvae folium)*	30,0 g
Ringelblumenblüten *(Calendulae flos)*	20,0 g

Zubereitung:
2 - 3 gehäufte Eßlöffel der Teemischung mit 250 ml Wasser als Aufguß zubereiten. Den Rückstand der abgeseihten Teemenge nochmals mit der gleichen Menge Wasser 10 Minuten kochen lassen und abseihen. Beide Auszüge vereinen und damit Umschläge machen.

Hinweis:
Die Teemischung sollte hierfür stets frisch zubereitet werden. Tee ohne Unterbrechung nicht länger als 6 Wochen im Jahr anwenden.

Teemischung für Inhalationen bei Atemwegs-erkrankungen (Schnupfen, Husten, Bronchitis, Nebenhöhlenerkrankungen)

Die flüchtigen ätherischen Öle von Kamille, Thymian und Holunder wirken stark bakterientötend, entzündungswidrig und abschwellend auf die Schleimhäute der Atemwege.

TM 29:

Holunderblüten *(Sambuci flos)*	40,0 g
Kamillenblüten *(Chamomillae flos)*	40,0 g
Thymianblätter *(Thymi folium)*	30,0 g

Zubereitung:
2 gehäufte Eßlöffel der Teemischung in einem Topf mit 1/2 l kochendem Wasser übergießen; mit einem Tuch über dem Kopf 10–15 Minuten die Dämpfe einatmen.

Hinweis:
Die Teemischung sollte für Dampfbäder stets frisch zubereitet werden.

Teemischung für Sitzbäder bei Hämorrhoiden

Die Gerbstoffe der Eichenrinde wirken bei entzündeten äußeren Hämorrhoiden zusammenziehend, entzündungswidrig und blutstillend. Die Schleimstoffe und das ätherische Öl von Malvenblättern und Ringelblumenblüten unterstützen den Heilungsprozeß.

172

TM 30:

Eichenrinde *(Quercus cortex)*	200,0 g
Malvenblätter *(Malvae folium)*	50,0 g
Ringelblumenblüten *(Calendulae flos)*	30,0 g

Zubereitung:

Eine Handvoll der Teemischung mit 1 l Wasser als Aufguß zubereiten. Den Rückstand der abgeseihten Teemenge mit 1/2 l Wasser abkochen, beide Filtrate vereinigen und dem Sitzbad zugeben.

Hinweis:

Die Teemischung sollte für Sitzbäder stets frisch zubereitet werden.

Tinkturmischung zum Spülen und Gurgeln bei Entzündungen von Hals, Rachen, Zahnfleisch und Mundschleimhaut sowie Parodontose

Diese Tinkturmischung hat sich immer wieder bei den genannten Indikationen bewährt und sollte in keiner Hausapotheke fehlen. Ebenso kann sie täglich zur abendlichen Zahnfleischpflege empfohlen werden. Anwendung:

Salbeitinktur *(Salviae tinctura)*	30,0 g
Blutwurztinktur *(Tormentillae tinctura)*	30,0 g
Kamillentinktur *(Chamomillae tinctura)*	20,0 g
Arnikatinktur *(Arnicae tinctura)*	20,0 g

30 – 40 Tropfen auf 1/2 Glas warmes Wasser zum Spülen oder Gurgeln.

Abwehrschwäche	Lindenblüten Sonnenhut
Appetitlosigkeit	Andorn Engelwurz Enzian Hopfen Tausendgüldenkraut Wermut s. Teemischungen 20, 21
Atemwegserkrankungen s. a. – Bronchitis – Erkältung mit Fieber – Husten	Sonnenhut s. Teemischung 29
Augenlidentzündung	Fenchel Eichenrinde
Bettnässen bei Kindern	Johanniskraut
Blähungen	Enzian Fenchel Kamille Kümmel Lavendel Pfefferminze s. Teemischung 23
Blähungen bei Säuglingen und Kleinkindern	s. Teemischung 5

Blasenbeschwerden (Blasenentzündung)	Bärentraube Eibisch
Bluterguß	Arnika Johanniskraut
Bronchitis, chronische	Eibisch Huflattich Schlüsselblume Thymian s. Teemischungen 18, 19
Darmbeschwerden	Benediktenkraut Engelwurz Enzian Johanniskraut Kamille Pfefferminze Schafgarbe Wermut s. Teemischungen 22–25
Depressive Zustände	Johanniskraut
Durchblutungsstörungen	Weißdorn
Durchfall	Blutwurz Heidelbeere
Durchfall bei Säuglingen und Kleinkindern	Fenchel Heidelbeere s. Teemischung 11

Ekzem	Bittersüß
	Eichenrinde
	Erdrauch
	Stiefmütterchen
Entschlackung	Birke
	Bittersüß
	Brennessel
	Goldrute
	Löwenzahn
	Quecke
	Ringelblume
	Schachtelhalm
	Schafgarbe
	Schlehdorn
	Stiefmütterchen
	s. Teemischungen 9, 10
Erbrechen	Pfefferminze
Erkältung mit Fieber	Holunder
	Linde
	Melisse
	s. Teemischungen 12, 13
Fieber, rheumatisches	Weidenrinde
Fieberblasen	Kamille
	Melisse
	Sonnenhut

Frostbeulen	Eichenrinde
	Schachtelhalm
Furunkel	Eibisch
(Abszesse, Eiterungen)	Leinsamen
Fußschweiß	Eichenrinde
Gallen(blasen)beschwerden	Erdrauch
	Pfefferminze
	Wermut
	s. Teemischungen 15, 16
Gallensteine	Kamille
(Beschwerden bei –)	Lavendel
	Löwenzahn
	Pfefferminze
Gallenerkrankungen, chronische	Brennessel
	Löwenzahn
Gelenkschmerzen	
s. Rheumatismus	
Geschwüre	Beinwell
(Haut)	Eichenrinde
	Kamille
	Salbei
Geschwüre	Beinwell
(Unterschenkel)	Ringelblume

Grippale Infekte

Holunder
Linde
Thymian
Weidenrinde

Hämorrhoiden

Blutwurz
Eichenrinde
s. Teemischung 30

Halsentzündung
s. a. – Heiserkeit
   – Mund-/Rachenentzündung

Arnika
Blutwurz
Salbei
s. Teemischung 29

Harnwegsentzündung
(ableitende Harnwege)

Bärentraube
Birke
Brennessel
Goldrute
Meerrettich
Schachtelhalm
s. Teemischung 8

Haut, unreine

Bittersüß
Holunder
Schachtelhalm
Stiefmütterchen

Hauterkrankungen, entzündliche

Brennessel
Kamille
Spitzwegerich

Hauterkrankungen, schuppende	Schachtelhalm
	Sonnenhut
	Stiefmütterchen
Heiserkeit	Arnika
(Hals-/Rachenentzündung)	Blutwurz
	Salbei
	s. Teemischung 29
Herzbeschwerden	Baldrian
(leichte nervöse)	Melisse
	Weißdorn
Husten, verschleimter	Fenchel
	Huflattich
	Isländisch Moos
	Königskerze
	Schlüsselblume
	Spitzwegerich
	Stiefmütterchen
	Süßholzwurzel
Husten, Reizhusten	Eibisch
	Isländisch Moos
	Malve
	Thymian
	s. Teemischungen 17, 18
Insektenstiche	Spitzwegerich
	Zwiebel

Kopfschmerzen	Melisse Pfefferminze Weidenrinde
Leberbeschwerden (Leberschutztherapie)	Mariendistel
Magenbeschwerden	Kamille Melisse Pfefferminze
Magenbeschwerden (krampfartige)	Engelwurz Fenchel Kamille Kümmel Wermut s. Teemischung 22
Magenschleimhautentzündung	Eibisch Kamille Leinsamen Malve s. Teemischungen 24, 25
Menstruationsbeschwerden – krampfartige Schmerzen	Kamille Schafgarbe Taubnessel s. Teemischung 24
– zu häufige, zu starke Menstruation	Hirtentäschel Schachtelhalm Schafgarbe

Mund-/Rachenschleimhautentzündung	Arnika
	Blutwurz
	Eibisch
	Eichenrinde
	Kamille
	Malve
	Salbei
Muskelzerrung, -prellung	Arnika
Nervosität	Baldrian
s.a. Schlafstörungen	Hopfen
	Lavendel
	Melisse
	Passionsblume
Neuralgien (Ischias)	Johanniskrautöl
Nierenbeschwerden	Birke
	Goldrute
	Schachtelhalm
Nierensteine	Birke
(Harn- und Nierengrieß etc.)	Brennessel
	Goldrute
	Hauhechel
	Löwenzahn
	Quecke
	Schachtelhalm
	s. Teemischungen 6, 7
Prostatabeschwerden	Brennesselwurzel

Reizzustände, nervöse	Baldrian Hopfen Lavendel
Rheumatismus (Gelenkrheuma, arthritische Beschwerden)	Birke Bittersüß Brennessel Löwenzahn Senfsamen Wacholder s. Teemischung 26
Schlafstörungen (Schlaflosigkeit, Erregungszustände, innere Unruhe)	Baldrian Hopfen Lavendel Melisse Passionsblume s. Teemischungen 1–3
Schlafstörungen bei Kindern	Melisse s. Teemischung 4
Schleimhautentzündungen	Kamille Leinsamen
Schleimhautentzündungen (im Mund-/Rachenraum)	Arnika Blutwurz Eibisch Salbei
Sodbrennen	Kümmel Pfefferminze

	Senfsamen Wacholder
Stoffwechselschwäche (Gesamtstoffwechsel)	Brennessel Erdrauch Hauhechel Schafgarbe
Stuhlverstopfung	Faulbaumrinde Leinsamen Schlehdorn s. Teemischung 27
Übelkeit	Kamille Pfefferminze
Venenleiden (Krampfadern)	Goldrute Steinklee
Verbrennungen	Eichenrinde Johanniskrautöl Kamille Malve
Verdauungsbeschwerden	Benediktenkraut Engelwurz Enzian Fenchel Kümmel Salbei Schafgarbe Senfsamen

	Wermut s. Teemischungen 20 – 23
Verstauchung	Arnika Beinwell
Völlegefühl s. Verdauungsbeschwerden	
Wechseljahrbeschwerden (Unruhe und Nervosität)	Baldrian Hopfen Johanniskraut Weißdorn s. Teemischungen 1, 3
Wunden (schlecht heilende)	Arnika Kamille Sonnenhut
Zahnfleischbluten	Blutwurz
Zahnfleischentzündung	Eichenrinde Weidenrinde s. Tinktur- mischung S. 173

A

B

194

Bereits erschienene Ratgeber

Mehr als vier Millionen Menschen leiden bei uns an Diabetes. Es gibt zwar für diese chronische Erkrankung noch keine Heilmöglichkeit, doch man kann lernen, mit ihr zu leben. Der Ratgeber »Diabetes« liefert dafür das notwendige Wissen.

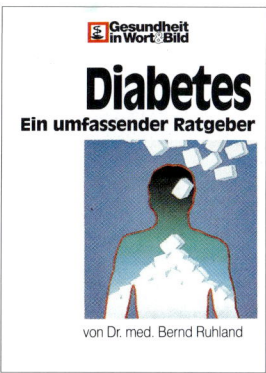

Der Autor, Dr. med. Bernd Ruhland, ist selbst Diabetiker. Wer könnte sich besser in die Lage der Patienten einfühlen? Wer praxisnähere Ratschläge erteilen? Er schreibt über Ursachen, Erscheinungsformen, Behandlungsmöglichkeiten, akute Gefährdungen, Selbstkontrollen, Insulinarten und Spritztechniken.

Ein Problem für sehr viele Frauen sind die kritischen Tage davor. Depressionen, Reizbarkeit, Gewichtszunahme, Kopfweh, Schmerzen im Beckenbereich und in der Brust – all das können Erscheinungsformen des sogenannten prämenstruellen Syndroms sein. Ebenso unterschiedlich wie das Erscheinungsbild der Beschwerden sind die Wege, auf denen der Arzt Abhilfe schaffen kann. Eine breite Palette von Medikamenten und Behandlungsverfahren steht heute zur Verfügung. Die Leserinnen dieses Ratgebers werden ausführlich darüber informiert.

Obwohl es inzwischen viele Methoden zur Empfängnisverhütung gibt, kommt es immer wieder vor, daß Frauen zu einem unerwünschten Zeitpunkt schwanger werden. Das muß nicht sein bei den heutigen Möglichkeiten: Von der hormonellen

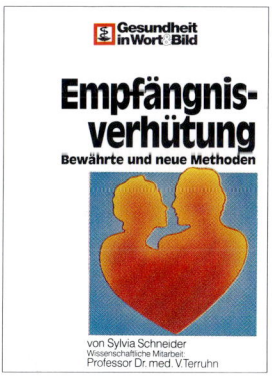

Geburtenregelung durch die »Pille« über die sogenannten Barrieremethoden, z.B. Kondom oder Diaphragma, bis hin zur natürlichen Familienplanung. Der Ratgeber »Empfängnisverhütung« will bei der Wahl der richtigen Methode helfen, stellt ausführlich die verschiedenen Verfahren vor, nennt ihre Vor- und Nachteile.

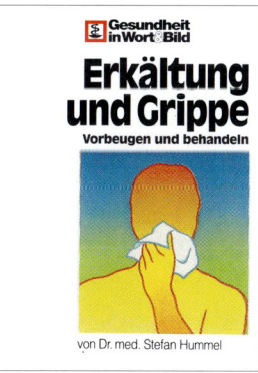

Erkältungen sind oft ungeheuer lästig. Dicker Kopf, Schnupfen, Husten, Halsweh, Gliederschmerzen. Winzig kleine Tröpfchen, die besonders beim Husten und Niesen in die Luft geraten, werden eingeatmet. Dadurch gelangen bestimmte Viren in den Körper. Das Immunsystem eines gesunden Menschen begegnet den eindringenden Erregern mit gezielten Abwehrmaßnahmen. »Erkältung und Grippe« beschreibt, wie man das eigene Immunsystem sinnvoll unterstützen kann, was man bei Fieber tun muß und wann man unbedingt zum Arzt gehen sollte.

Bereits erschienene Ratgeber

Die vielen Chemikalien im Haushalts- und Freizeitbereich, Luftverschmutzung, Zusätze in Lebensmitteln, der Pollenflug – es gibt unendlich viele Auslöser lästiger oder gar bedrohlicher Allergien. Wie

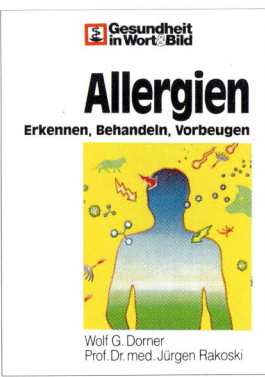

Gesundheit in Wort & Bild

Allergien
Erkennen, Behandeln, Vorbeugen

Wolf G. Dorner
Prof. Dr. med. Jürgen Rakoski

bei kaum einer anderen Krankheit ist der Arzt auf die Mithilfe der Betroffenen angewiesen. Das setzt aber umfassende Informationen voraus. Der Patient muß Erkennungs- und Vorbeugungs-Strategien entwickeln. Der Ratgeber »Allergien« vermittelt detaillierte Informationen über verschiedene Testverfahren und mögliche Behandlungsformen.

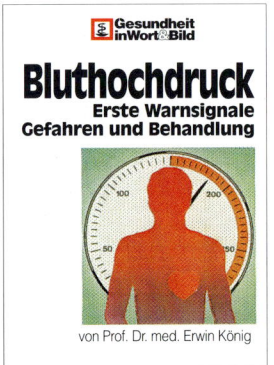

Gesundheit in Wort & Bild

Bluthochdruck
Erste Warnsignale
Gefahren und Behandlung

von Prof. Dr. med. Erwin König

Viele Menschen leiden unter Bluthochdruck, ohne es zu wissen. Denn diese tückische Krankheit verläuft im Anfangsstadium oft beschwerdefrei und führt erst langfristig zu Herzrhythmusstörungen, Herzschwäche, Angina pectoris und zum Infarkt. Neben ausführlichen Darstellungen der verschiedenen Folgekrankheiten an Herz, Hirn und Nieren informiert der Ratgeber über Diagnosemöglichkeiten und Selbstmessungstechniken, er beschreibt, welche Medikamente dem Arzt heute zur Verfügung stehen um Hypertonie zu behandeln.

In der Bundesrepublik gehen über die Hälfte der Todesfälle auf Herz-Kreislauf-Erkrankungen zurück. Durch erhöhte Blutfette (Triglyceride und besonders Cholesterin) entsteht Arteriosklerose. Verkalken

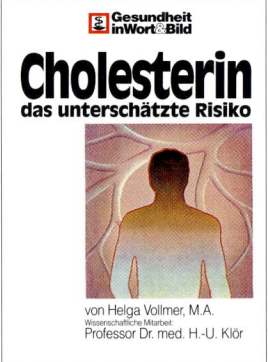

Gesundheit in Wort & Bild

Cholesterin
das unterschätzte Risiko

von Helga Vollmer, M.A.
Wissenschaftliche Mitarbeit:
Professor Dr. med. H.-U. Klör

die Herzkranzgefäße, so wird das Herz schlechter mit Sauerstoff versorgt, es droht der Herz-Infarkt. Der Körper braucht Fette, aber welche sind wertvoll, welche für ihn gefährlich? Die komplizierten Fettstoffwechselvorgänge werden in diesem Ratgeber in verständlicher Form erklärt. Was muß man tun, um Adern, Kreislauf und Stoffwechsel »jung« zu erhalten?

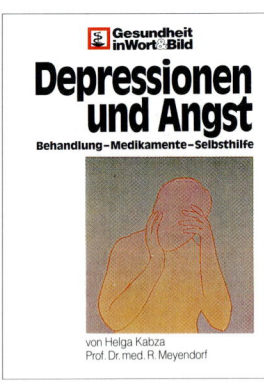

Gesundheit in Wort & Bild

Depressionen und Angst
Behandlung–Medikamente–Selbsthilfe

von Helga Kabza
Prof. Dr. med. R. Meyendorf

Viele Millionen Menschen leiden unter Depressionen und Angst. Dennoch sieht die Gesellschaft diesen Zustand großer Verzweiflung und Hoffnungslosigkeit immer noch nicht als »richtige« Krankheit an. Angehörige sind oft überfordert. Sie können sich die scheinbar grundlosen Angstzustände nicht erklären. Hier helfen sachliche Informationen. Dieser Ratgeber informiert über Ursachen, Erscheinungsformen und Behandlung von Depressionen und Angstzuständen. Mit zahlreichen Ratschlägen zur Selbsthilfe und Lebensgestaltung.

Bereits erschienene Ratgeber

Nur ganz selten kommt der Herzinfarkt »wie ein Blitz aus heiterem Himmel«. Er ist die Folge eines Verschlusses der Herzkranzgefäße. Meist gehen ihm über einen längeren Zeitraum deutliche Anzeichen voraus. Der Ratgeber »Herzinfarkt« beschreibt diese Warnzeichen des Körpers und nennt die Risikofaktoren. Der Autor gibt Erste-Hilfe-Ratschläge, informiert über den Alltag nach dem Infarkt, über notwendige Änderungen der Lebens- und Eßgewohnheiten und schildert, wie man sein Leben auf diese Krankheit einstellen kann.

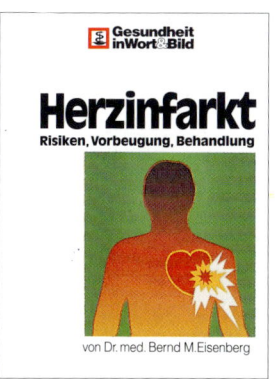

Sobald im Frühjahr die ersten Bäume und Sträucher blühen, beginnt für zehn Prozent der Bundesbürger eine wahre Leidenszeit: Die Augen röten sich und auch die Nase läuft, Hustenreiz, Niesattacken und manchmal sogar Asthma-Anfälle – das alles sind Symptome des Heuschnupfens, einer Allergie, die immer häufiger auftritt. Die Lebensqualität der Betroffenen wird nachhaltig beeinträchtigt. Schon deshalb – aber auch, um schlimmeren Folgen rechtzeitig vorzubeugen – sollte man sich so umfassend wie möglich informieren.

Die Zahl der Menschen, die an Neurodermitis erkranken, nimmt mittlerweile dramatisch zu. Hautausschläge und quälender Juckreiz belasten die Patienten. Die Krankheit ist erblich. Doch auch zusätzliche Faktoren wie Umwelt, Streß und Psyche beeinflussen sie. Eine Heilung der Neurodermitis kann derzeit noch nicht in Aussicht gestellt werden. Doch ermöglichen verschiedene Behandlungsverfahren zumindest eine Linderung. Dieser Ratgeber enthält wertvolle Informationen über Hautpflege, Behandlung mit Salben, Licht- und Klimatherapie.

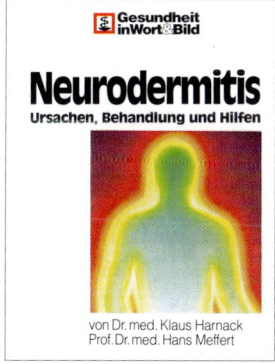

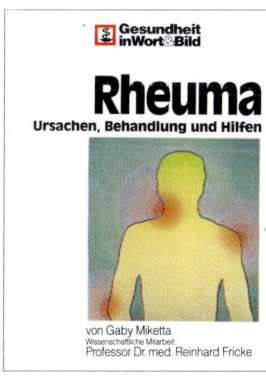

Rheuma ist eine Volkskrankheit, die jeden angeht. Allein bei uns gibt es mehr als 12 Millionen Betroffene. Rheuma ist ein Sammelbegriff für jede Art von Gelenkerkrankungen. Dahinter verbergen sich so unterschiedliche Erscheinungsformen wie Arthrosen, chronische Polyarthritis, Gicht, Bindegewebs- und Wirbelsäulenerkrankungen, Gelenkschädigungen durch Verschleiß, aber auch durch Bakterien und Viren. Dieses Buch enthält praktische Ratschläge zur richtigen Lebensführung und wichtige Hinweise auf viele Selbsthilfemöglichkeiten.

Bereits erschienene Ratgeber

Es gibt eine Vielzahl von Ursachen für Kreuzschmerzen. Sie reichen z.B. von krankhaften Wirbelsäulenveränderungen über psychische Spannungszustände bis hin zu Magen-Darm-Erkrankungen.

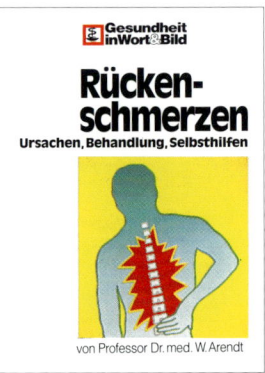

Etwa ein Drittel der Bevölkerung leidet ständig unter Schlafstörungen. Häufig sind konkrete körperliche und psychische Krankheiten die Ursachen. Oft handelt es sich aber um äußere Stör-

Neben der exakten Diagnose gehört zur erfolgreichen Therapie die Mitarbeit der Patienten. Der Ratgeber »Rückenschmerzen« liefert dafür die Grundkenntnisse. Der Leser wird detailliert informiert über Behandlungsformen, erhält Hinweise zur Vermeidung von Haltungsfehlern, Tips zur Bandscheibenpflege und Informationen zur Hydrotherapie.

faktoren. Welche davon der einzelne wirksam beeinflussen kann, erläutert der Ratgeber »Schlafstörungen« . Dr. Fritz Hohagen, Leiter des Schlaflabors an der Universitätsklinik Freiburg, erklärt alles Wissenswerte. Er beschreibt, was man selbst tun kann, um Probleme beim Ein- und Durchschlafen zu beheben, und wann der Arzt eingreifen muß.

Jede zweite Frau und jeder vierte Mann haben bei uns Krampfadern. Sie werden oft nur aus ästhetischen Gründen als störend empfunden. Viele gehen erst dann zum Arzt, wenn stärkere Beschwerden ein-

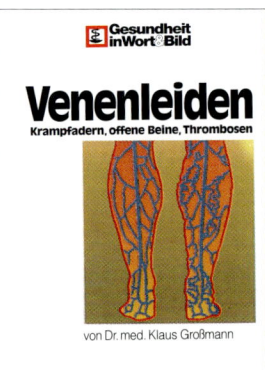

treten. Dabei lassen sich die chronischen Schäden bei frühzeitiger Behandlung vermeiden. Dieser Ratgeber erklärt, wie die Erkrankungen entstehen und warum es zu Komplikationen wie Thrombose und Lungenembolie kommen kann. Er beschreibt Untersuchungsmethoden und Behandlungsmöglichkeiten, gibt wichtige Hinweise zur Vorbeugung und Selbsthilfe.

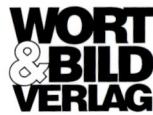